ÉTUDES

MÉDICO-CHIRURGICALES

SUR LES

DÉVIATIONS UTÉRINES

OUVRAGES DU MÊME AUTEUR :

De l'hémorrhagie produite par l'insertion du placenta sur le segment inférieur et le col de l'utérus, broch. de 213 pages. Montpellier, 1855. (Couronné par la Société de chirurgie, Prix Duval.)

Compte rendu des principaux faits observés à la clinique d'accouchements pendant les années 1852-55. Brochure de 152 pages. Montpellier, 1857.

Observations et réflexions sur quelques cas d'éclampsie pendant le travail et après l'accouchement. Montpellier, 1859.

SOUS PRESSE.

Considérations et observations sur les grossesses triples.

Corbeil , typographie et stéréotypie de Crété.

ÉTUDES

MÉDICO-CHIRURGICALES

SUR LES

DÉVIATIONS UTÉRINES

PAR

LE DOCTEUR B. DUNAL

Lauréat de la Société de chirurgie de Paris,
de l'Académie des sciences et lettres de Montpellier,
ex-chef interne des hôpitaux et de la Clinique d'accouchement de la même ville,
Vice-président honoraire de la Société médicale d'Émulation,
Membre correspondant de la Société impériale de Médecine de Marseille, etc., etc., etc.

OUVRAGE

Couronné par l'Académie des Sciences et Lettres de Montpellier (Concours de 1858)

DANS SA SÉANCE DU 25 JUILLET 1859

PARIS

LIBRAIRIE VICTOR MASSON

PLACE DE L'ÉCOLE DE MÉDECINE

—

M DCCC LX

TABLE DES MATIÈRES

Pages.

INTRODUCTION. VII
HISTORIQUE. 1

PREMIÈRE PARTIE.

DÉVIATIONS PENDANT L'ÉTAT DE VACUITÉ.

CHAPITRE Ier. — DES VERSIONS. 15
  1. — Définition et divisions. 15
  2. — Étiologie. 21
  3. — Symptomatologie 35
  4. — Marche. — Durée. — Terminaison 56
  5. — Diagnostic et pronostic 58
  TRAITEMENT 69

CHAPITRE II. — DES FLEXIONS 94
  1. — Étiologie 98
  2 — Symptomatologie. 107
  3. — Diagnostic et pronostic 118
  TRAITEMENT 122

SECONDE PARTIE.

DÉVIATIONS UTÉRINES PENDANT LA GROSSESSE
ET L'ACCOUCHEMENT.

CHAPITRE Ier. — DES VERSIONS UTÉRINES PENDANT LA GROSSESSE. 129
  1. — Étiologie. 132
  2. — Symptômes. — Marche. — Terminaison 137

3. — Diagnostic et pronostic...................   141
Traitement...............................   147

CHAPITRE II. — Des déviations pendant les derniers mois
        de la grossesse et de l'accouchement.......   160
1. — Étiologie............................   162
2. — Symptômes....   164
Traitement...............................   168

CHAPITRE III. — Des flexions pendant la grossesse et
        l'accouchement.........................   172

CONCLUSIONS...............................   176

FIN DE LA TABLE.

INTRODUCTION

Quidquid inest certi medicinæ observationibus
magna ex parte debetur, et earum præsidio instructa
mens potissimam rationem assequitur.

(BAGLIVI).

« Chargée du rôle le plus important dans la propaga-
« tion de l'espèce humaine, la femme semble n'acheter ce
« privilége que par le nombre et la gravité des maux dont
« il est la source. C'est, en effet, par l'organe le plus im-
« médiatement destiné à recevoir et à développer le nou-
« vel être, que la femme voit à chaque instant sa santé
« compromise et son existence même quelquefois mena-
« cée. Car, bien que les affections nombreuses des parties
« externes de la génération, des ovaires ou autres annexes
« de l'utérus, puissent exercer sur l'économie une in-
« fluence défavorable et parfois dangereuse, c'est princi-
« palement dans ce dernier viscère que s'établissent ou
« par lui que commencent les plus redoutables maladies
« des femmes (1). » Les nombreuses irradiations sympathiques que cet organe sollicite, le rôle important qu'il
joue dans l'accomplissement des grands événements qui
caractérisent la vie de la femme, les considérations que
nous venons de rappeler, justifient l'importance que les

(1) Duparcque. *Altérations organiques simples et cancereuses de la
matrice*. 1832.

anciens attachaient à sa présence : *Uterus est animal vivens in altero animali* (Hippocrate) ; *Mulier, id est quod est propter uterum* (Van Helmont), et les efforts qu'ont faits les modernes pour arriver à la connaissance complète des lésions ou des états morbides dont il peut être l'objet.

Sources ou effets des maladies des femmes, les altérations de l'utérus ont de tout temps appelé l'attention des médecins ; mais, confondues par suite du défaut de connaissances anatomiques et physiologiques suffisantes en un vaste chaos, sous quelques vagues dénominations, ou reléguées complétement comme propres à l'art obstétrical, elles n'ont été l'objet de recherches consciencieuses et spéciales que depuis la fin du siècle dernier, et surtout le commencement de celui-ci. Grâce à l'anatomie pathologique, à la perfection des moyens d'exploration employés, à une connaissance plus parfaite du jeu et du mécanisme de l'organe, à cette tendance enfin de localisation, dont on ne saurait, tout en la maintenant dans de justes limites, méconnaître les avantages, la pathologie de l'utérus a été étudiée d'une manière complète pendant et hors l'état de gestation, et les nombreuses modifications, lésions ou altérations dont il peut être l'objet, méthodiquement et nosologiquement classées. Mais, par une exagération fâcheuse, la découverte et la connaissance plus particulière de chacun des états locaux ont fait négliger la recherche des causes et des états généraux ; et, groupant autour de l'altération anatomique découverte tous les symptômes généraux d'une ou de plusieurs maladies, on a tendu à ramener la pathologie de la femme à la pathologie de l'organe, et subsidiairement à telle ou telle altération.

Les maladies de l'utérus et les troubles généraux qui les

accompagnent ou les produisent ont été ainsi successivement rattachés : à l'ulcération, la métrite aiguë ou chronique, les granulations, le catarrhe, l'engorgement, la déviation, etc., etc. Malgré les protestations de MM. Baud, et surtout Gibert, lors de la discussion de 1849 à l'Académie de médecine, à propos du Mémoire du premier de ces auteurs, l'étude de l'état local prime toute autre question ; et les manifestations morbides de l'utérus, jusqu'alors attribuées à l'engorgement de l'organe, semblent devoir, d'après les assertions de M. Velpeau, toujours être rattachées aux déviations. Ces dernières, auxquelles quelques auteurs refusent toute importance, deviennent le point culminant de la discussion de 1854 devant la même assemblée, et l'existence des déviations, versions et flexions, est un fait désormais acquis à l'histoire des maladies utérines. Sans entrer dans l'appréciation de ces débats, appréciation qui trouvera mieux sa place à propos de l'historique et dans le cours de notre travail, disons quelques mots sur une objection qui a été souvent formulée dans la discussion de 1854, et qui tendrait à refuser aux déviations toute individualité morbide (1).

Ces courtes explications nous permettront de jeter un coup d'œil rapide sur les déviations en général, de faire voir les idées qui prédominent dans notre travail, et d'exposer le plan et la méthode que nous avons cru devoir suivre dans la réponse à la question de l'Académie.

A propos des faits malheureux cités par MM. Broca et Cruveilhier, et des nombreux succès rapportés par M. Valleix à une méthode qui ne s'adresse qu'*à la déviation,*

---

(1) Il est bien entendu qu'il ne s'agit ici que des déviations de l'utérus dans l'état de vacuité. L'importance des autres ne saurait être ni méconnue ni contestée.

source de tous les accidents qui peuvent être rapportés à l'utérus, M. Depaul, reprenant une opinion déjà professée par M. P. Dubois, en 1849, sur l'innocuité des déviations, tend à établir dans un remarquable rapport : 1° que les déviations existent chez bon nombre de femmes sans donner lieu au moindre symptôme, au moindre dérangement ; 2° qu'il suffit, dans les cas où le déplacement existe avec une autre lésion, de guérir cette dernière pour voir disparaître le premier, ou du moins les accidents qu'on était tenté de lui imputer ; 3° que ces mêmes accidents peuvent se montrer alors qu'il n'existe aucune déviation.

Contre cette prétendue innocuité des déviations, viennent tour à tour s'élever MM. Malgaigne, Huguier, Velpeau, Cazeaux, etc., etc., et on peut dire que la démonstration, l'affirmation, la négation des faits avancés deviennent alors la base et le fondement de la discussion. A l'opinion de M. Valleix, qui, avons-nous dit, rapporte d'une manière absolue tous les accidents à la présence de la déviation, ces messieurs ajoutent des faits nombreux, qui tendent à établir la valeur pathologique de ces mêmes déviations et faire reconnaître toute leur importance. « Une femme, dit M. Velpeau, vous consulte ; elle indique « qu'un jour, il y a un an, deux ou dix ans, à l'occasion « d'un effort, soit pour saisir un objet, soit pour soulever « son enfant, soit pour élever les bras, elle a senti quel- « que chose s'opérer dans le bas-ventre, et bientôt a « éprouvé des besoins fréquents d'uriner, de la constipa- « tion, des douleurs hémorrhoïdales, de la pesanteur dans « le bassin, des tiraillements dans les aines, des douleurs « dans les reins, etc., etc. Depuis lors, elle ne marche « qu'avec peine, qu'avec douleur. Au toucher, vous con- « statez la déviation. On parvient à redresser la matrice,

« et la femme se sent aussitôt soulagée. L'utérus retombe :
« les mêmes angoisses, les mêmes difficultés renaissent.
« Peut-on trouver quelque chose de plus concluant, de
« plus mathématique? » Non, certes, et le tableau dressé
par M. Velpeau n'est que la copie exacte, la traduction fidèle de ce qui se passe dans bien des circonstances. Mais
pourquoi faut-il que, tombant à son tour dans les errements qu'il reproche à ses adversaires, le même orateur
ajoute : « Et quel besoin a-t-on alors d'aller chercher la
« source des accidents éprouvés par la femme dans de pré-
« tendues métrites, catarrhes, hypertrophies, engorge-
« ments, états névralgiques, qui me paraissent bien rares,
« et avoir été peut-être inventés un peu pour n'être pas
« obligé d'admettre ce qui me paraît la vérité, à savoir les
« inconvénients réels des déviations utérines. »

En présence d'assertions aussi contradictoires énoncées
par des hommes dont le profond savoir égale la vaste expérience, et confirmées par des praticiens dont les noms
font autorité dans la science, l'esprit reste tout d'abord in-
décis, ne sachant de quel côté est la vérité. Cependant la
lecture attentive des faits avancés dans la discussion, les
résultats fournis par une sévère observation permettent
d'éclairer les points litigieux du débat, et d'établir que les
opinions soutenues de part et d'autre sont entachées d'une
grande exagération. Il est certain qu'à côté de femmes
qui, affectées de déviations utérines, jouissent de l'innocuité la plus parfaite (toutes les femmes du dispensaire,
auquel nous étions attaché, étaient dans ce cas); il en est
d'autres qui accusent les douleurs et les phénomènes
morbides les plus variés. Mais, pour cela, faut-il croire
que la déviation par elle-même est toujours insignifiante,
et que les perturbations sont dues à d'autres complica-

tions, ou bien partager l'opinion de ceux pour qui la déviation est la cause principale et dominante de tous les troubles pathologiques. Nous ne le pensons point ainsi ; et, en attendant que dans le cours de notre travail nous justifiions cette opinion, nous croyons devoir admettre comme démontré que c'est faute de s'être placé à un point de vue plus général, faute d'avoir tenu compte des circonstances suivantes, que chacun est tombé dans une exagération contraire.

1° La lésion locale à laquelle, de part et d'autre, on a fait jouer un si grand rôle, peut n'être quelquefois, comme nous l'admettons, et comme ont tendu à le prouver MM. Baud et les deux académiciens que nous avons nommés, que la manifestation, l'effet consécutif d'une cause plus générale. Les accidents attribués à cette même lésion peuvent être produits par des causes morales ou physiques, nullement inhérentes à l'appareil génital, combattus par des agents thérapeutiques agissant sur l'ensemble de la constitution, sans qu'aucun phénomène matériel, tangible ou visible, puisse être noté du côté de l'organe prétendu affecté. L'individualité enfin, le genre de vie, de sensibilité, d'éducation, peuvent et doivent jouer un rôle dans l'appréciation du phénomène.

2° Au point de vue exclusif de la lésion locale, il est rare que la déviation ne soit point accompagnée de tout autre lésion ou modification anatomique. Dès lors, chaque observateur, acceptant comme le fait capital celui qui l'a le plus frappé, a été porté à lui attribuer tous les accidents qui se sont offerts à lui. C'est ainsi que MM. Cruveilhier, P. Dubois, Depaul, ont rattaché à un état inflammatoire, au catarrhe de l'utérus, à un état névralgique, les phénomènes qui accompagnent les déviations, tandis que MM. Valleix, Velpeau, etc., etc., n'ont vu dans les engorgements, les catarrhes utérins qui accompagnent les déviations, que des maladies secondaires et subordonnées à la position vicieuse de l'utérus. La vérité se trouve entre ces deux opinions exclusives, et si souvent l'engorgement, la métrite chronique ou même simplement des exulcérations du col (Emery) sont la source principale de souffrances accusées par la malade, il est positif qu'on rencontre aussi des déviations libres de toute complication et qui s'accompagnent de manifestations pathologiques.

3° Certains phénomènes s'ajoutent quelquefois aux déviations et exercent une influence réelle sur les souffrances qui les compliquent : parmi ceux-ci, la mobilité de l'utérus, déjà signalée par Dubois et d'autres médecins, mais sur laquelle M. Chassaignac a surtout appelé l'attention. D'après les idées de ce chirurgien, le ballottement utérin expliquerait toute la symptomatologie des déviations ; ce ne serait pas aux vices de position ou de forme, mais aux mouvements, aux secousses imprimées à l'organe, qu'il faudrait rattacher les accidents observés. « Quel que soit le degré de déviation, s'il y a immobilité complète, il n'y a pas d'effets pathologiques produits (bien entendu que l'auteur fait abstraction complète des symptômes locaux ou anatomiques produits par la pression de l'utérus dévié sur tel ou tel organe voisin). L'organe déplacé vient-il à recevoir une secousse, un ébranlement, les accidents paraissent aussitôt. Pour traitement, repos et fixation de l'organe (1). » Cette localisation nous paraît un peu trop absolue ; et, tout en accordant à ce phéno-

(1) *Gazette des hôpitaux.* 1854.

mène une très-grande importance dans les déviations simples ou entretenues par un état local, nous croyons, comme nous l'avons déjà mentionné, et comme nous l'établirons plus tard, que l'étiologie, la symptomatologie et la thérapeutique des déviations utérines dans l'état de vacuité ne sauraient être rapportées à une simple explication mécanique, et reposent, malgré l'adjonction fréquente de cette dernière, sur des bases plus larges et plus variées.

Par suite de ces idées, dans le cours de notre travail, après avoir donné aux recherches historiques, embrassées d'une manière générale, toute l'étendue désirable pour éclairer certains points contestés dans l'histoire des déviations utérines, hors et pendant l'état de gestation, nous définirons ce qu'on doit entendre par déviation de l'utérus. Les changements totaux ou partiels de l'organe nous amèneront à une division fondamentale entre les versions et les flexions, états distincts, quoique reliés par beaucoup de points de contact, et que nous étudierons successivement et séparément dans l'utérus vide et gravide. Les versions dans l'état de vacuité constitueront d'abord l'objet principal de notre étude, et l'étendue que nous donnerons aux recherches médico-chirurgicales sur ce point important de notre sujet nous servira ensuite de guide pour les recherches subséquentes. Ainsi, et tour à tour, seront examinés la fréquence de l'anté et de la rétroversion, le peu d'importance des latéroversions, l'étiologie, au point de vue général et local de ces déplacements en avant ou en arrière, les symptômes locaux et sensibles auxquels ils donnent lieu, ainsi que le retentissement que l'économie entière peut en éprouver. — L'examen des diverses explications proposées nous amènera à formuler la nôtre, et, soit au point de vue du diagnostic et du pro-

nostic, soit surtout au point de vue du traitement, à établir deux classes distinctes de versions : les déviations
simples et les déviations compliquées. Basée sur l'observation, l'analyse clinique, la lecture attentive des faits et
des écrits sur les déviations, cette classification, propre
aux déviations en général, nous servira à asseoir d'une
manière plus complète la base d'un traitement qui ne
saurait être complétement mécanique et doit s'adresser à
l'état général comme cause et effet, aux divers états
locaux comme causes ou moyens d'entretien.

Applicable aux flexions, ce même genre d'étude nous
forcera à les examiner séparément et à chercher à faire
ressortir ce qu'elles peuvent offrir de particulier, recherche difficile, qui n'a encore été tentée que d'une manière incomplète, et à laquelle nous avons consacré nos
faibles efforts.

Les déviations existent dans l'état de grossesse ou au
moment de l'accouchement, et peuvent être la source des
accidents les plus graves. Ce sera l'objet de notre seconde
partie. Variables comme fréquence, selon l'époque de la
grossesse, la rétroversion frappera notre attention dès les
premiers mois, et primera complétement l'étude de l'anté
et de la latéroversion ; mais celles-ci, dans les derniers
mois de la grossesse et au moment de l'accouchement,
solliciteront et occuperont à leur tour, sous le nom
d'*obliquités*, le premier rang, laissant cette première
(la rétroversion ou l'obliquité postérieure) sur un plan
fort inférieur et même contesté. L'étiologie, le mécanisme, les symptômes, les signes distinctifs, le pronostic
et le traitement de ces véritables accidents établis, nous
terminerons, pour être fidèle à notre classification, par
quelques mots sur les flexions dans l'état de grossesse.

Heureux si la savante Académie à laquelle nous envoyons le résultat de recherches laborieusement amassées, d'observations et d'études faites depuis longues années dans un hôpital spécial, veut bien honorer notre expérience encore bien incomplète de toute sa bienveillance, encourager nos efforts et nous ouvrir ainsi la voie que ses membres et ceux d'une École à laquelle elle appartient à tant de titres ont parcourue avec tant de gloire et d'honneur !

ÉTUDES MÉDICO-CHIRURGICALES

SUR

LES DÉVIATIONS UTÉRINES

HISTORIQUE

L'histoire des déviations de l'utérus remonte aux premiers âges de la médecine, et on est vraiment frappé d'admiration en voyant qu'avec des notions d'anatomie aussi grossières et aussi incomplètes, Hippocrate et ses successeurs aient pu rattacher les symptômes qu'ils observaient à une lésion matérielle, en apprécier les causes avec une certaine précision et poser pour le traitement des principes qui serviront de base à la thérapeutique moderne (1).

Dans ses livres sur *la nature de la femme* et *des maladies de la femme* (ces derniers consacrés à une exposition plus complète des idées émises dans le premier) le père de la médecine signale d'une manière bien nette et bien claire les déplacements de la matrice. Tout en faisant en effet la part d'une physiologie fautive qui accorde à la matrice vide et légère le droit de se porter vers le foie, le col de la vessie, les lombes, et amène notre auteur à une *théorie sur des déplacements imaginaires propres à expliquer certains phénomènes nerveux et en particulier l'hystérie* (maladie des

---

(1) Nous aurons en effet occasion, à propos du traitement, de signaler l'analogie complète qui existe entre quelques-uns des moyens conseillés par Hippocrate et les procédés mécaniques de Simpson et Valleix.

femmes, livre I, § 7, édition Littré), nous trouvons des détails précis et circonstanciés dans les passages suivants : *Postquam igitur mulieri quæ nunquam peperit, menses delitescunt, neque foras exitum invenire possunt , hic morbus oritur. Id autem contingit si uterorum os* CONCLUSUM *aut* OBTORTUM *fuerit aut pudendi pars aliqua inversa. Ex his enim si quid adsit, non ante menses exitum invenire possunt quam uteri ad pristinam sanitatem redierint* (1). Les flexions ainsi signalées, nous trouvons pour la rétroversion : *Iisque perversis, interdum contingit ut eorum osculum distorqueatur cum cervix extra pudenda sita sit* (2). Disposition notée d'une manière plus explicite dans le passage suivant : *Si uteri ad medios lumbos fuerint, dolor imum ventrem, deinde crura detinet cumque ventris onus deponit, acutiores dolores suboriuntur, stercusque non nisi vi progreditur, urina guttatim fertur et anima linquitur* (3). Pour les flexions et les inclinaisons latérales : *Si uterorum os complicatum fuerit, menses non suboriuntur; si vero suboriuntur pauci sunt et vitiosi et ubi cum vero congreditur, dolet dolorque imum ventrem et lumbos detinet. Quod si digito contractet etperquirat, osculum non comparet* (4). *Si uteri ad coxendicem emineant, tum menses non sunt et dolor ad imum ventrem et lateris inanitatem pervenit, ac si digito contigeris, os in coxendice deprehendes* (5). Ou bien : *Si uteri transversi fuerint eorum quoque os obliquatum redditur et menses interdum ei delitescunt, interdum vero ubi antea comparuerint evanescunt neque similes existunt, sed deteriora et quam antea pauciores neque per id tempus genitura manet* (6). Le père de la médecine n'est pas moins explicite sur les symptômes de ces maladies au point de vue de la gêne des autres fonctions : *Si uteri* INTORTI *fue-*

(1-2) Hippocrate, édit. Foës, *De morbis mulierum*, lib. I, p. 589.
(3) *Ibid.*, lib. I.
(4) *Ibid.*, p. 564.
(5) *Ibid.*, p. 565.
(6) *Ibid.*, p. 578.

rint menses non eunt neque genitura intus gignitur, dolor imum ventrem, lumbos et laterum inanitates detinet, et si digitoemisso contrectaveris, os uterorum cum valde recesserit contingere — nequeat (1).

Non-seulement la matrice peut se porter de tous côtés et y occasionner des douleurs : *At quicumque a morbis uteri contingunt, hoc est cum uteri moti loco fuerint, ii alias aliò irruunt; quocumque autem irruerint, eo vehementer dolores feruntur* (2). Mais la stérilité en est la conséquence, comme il l'a déjà exprimé dans plusieurs passages et comme il cherche à l'expliquer ici par l'obliquité de la matrice qui ne permet point l'évacuation des règles, ou la réception de la semence : *At quibus statim a viri complexu effluunt, quæ a viro immissa sunt, his uterorum osculum in causa est*..... *quibus vero os detortum in coxendice prolapsum est ejusmodi enim quædam continguntque uterum impediuntque minus genitura suscipiat* (3).

Nous avons cru devoir insister sur ces passages du père de la médecine et les transcrire tout au long, parce que pour la plupart ils n'ont pas été signalés ou l'ont été d'une manière défectueuse par les auteurs que nous avons entre les mains, ou bien encore parce qu'ils n'ont point paru assez probants à quelques autres, à Valleix, par exemple. « Il serait difficile de dire exactement quelle est la pensée d'Hippocrate. Il parle de douleurs vives lorsque la malade fait des efforts pour uriner ou pour aller à la selle ; mais ces symptômes appartiennent à une maladie de l'utérus ou de ses annexes : ne sait-on pas en effet que, chez les femmes, les vives douleurs causées par l'excrétion des urines ou des matières fécales se lient très-souvent à une inflammation qui occupe la partie antérieure ou postérieure de la matrice, en même temps que le tissu cellulaire qui entoure cet or-

(1) Hippocrate, *De natura muliebri*, p. 579.
(2) *Id.*, *De morbis mulierum*, lib. II.
(3) *Ibid.*, lib. I, p. 597.

ganc. » Je ne saurais comprendre franchement ces réserves et cette sévérité d'explication de la part de M. Valleix, si je ne trouvais comme corollaire et comme conclusion les paroles suivantes : « Nous sommes portés à croire que si Hippocrate a connu les déviations utérines , il a connu principalement celles qui surviennent chez les femmes enceintes ; les symptômes signalés et le traitement semblent être établis à ce point de vue : *l'étude des déviations utérines à l'état de vacuité est une conquête moderne, et toute recherche bibliographique contraire est susceptible d'une autre explication* (1). » Voilà qui est clair, affirmatif, et sans doute ce qui, à part d'autres erreurs, a fait dire à Valleix que le traitement d'Hippocrate s'appliquait aux femmes enceintes, lorsque ce traitement sera le même que celui dont il sera plus tard l'ardent promoteur et qui ne saurait, que je sache, en aucune manière être appliqué dans ces circonstances.

Mais revenons aux anciens et voyons si nous ne trouvons pas d'autres traces. Dans le quatrième discours de la tétralogie d'Aëtius, écrivain du cinquième siècle, nous lisons : *Si utero retro aut infra reclinat, torpor ac difficilis utriusque motus sequitur, sæpe etiam motus penitus intercipitur et ingens vexat dolor. Alvus etiam supprimitur neque clysterem admittit, nisi genibus innitatur ægra. Flatus item retinentur et dolores inter sedendum acuuntur præsertim si versus anum reclinatio contigerit. At si ad pubem vergit, imus venter ac pecten extenditur et dolores ibidem percipiuntur ; aliquando etiam urina supprimitur ; quomodocumque igitur uterus retractus est ac inclinatus fuerit, eodem modo velut inflammationem in exacerbationibus curare oportet..... at uteri aversionem versum anum ita curabimus. Primum obstetrici imperabimus ut digito immisso uterum propellat. Deinde glandem ano subdat quatuor digitorum longitudine ex galbano et cera factam cujus extremitati filum extractionis gratia sit*

____

(1) Valleix, *Leçons sur les déviat. utér.* (*Gaz. des Hôp.*), 1852, p. 213.

annexum (1). Même appréciation de M. Valleix, qui trouve dans ce passage le symptôme et le traitement d'une matrice déviée à l'état de gestation.

Je continue : Aëtius est copié servilement par Paul d'Egine et les Arabes, lorsque Roderic à Castro reproduit plus tard, mais d'une manière incomplète, les opinions d'Hippocrate et d'Aspasie. « *Tripliciter mutatus uterus ad inferiora et dicitur procidentia ad ilia seu latera, et tum fit reclinatio seu aversio et contorsio* (2). » Ces distinctions sont clairement établies, précises, et cependant on ne trouve guère autre chose dans les auteurs contemporains et suivants pendant un long espace de temps, même parmi ceux que Spach a réunis sous le titre *De gynæciorum vel de mulierum... morbis et affectibus* (1579).

En 1580, Ambroise Paré (3), dans son chapitre de la suffocation de la matrice, appelée des femmes *le mal de la mère*, adopte la théorie imaginaire des déplacements, théorie invoquée, nous l'avons dit, par le père de la médecine, pour expliquer certains phénomènes nerveux, et fait alors voyager la matrice dans les différents points de l'abdomen. « Notons cependant qu'elle peut s'incliner en devant ou en derrière à destre ou senestre vers les flancs ou à la seule région de l'os pubis. » Mais point de détails précis, et il faut arriver au commencement du dix-huitième siècle, à Morgagni, pour trouver quelques nouveaux détails. L'illustre anatomo-pathologiste ne se borne pas à indiquer, comme l'ont prétendu quelques auteurs, la possibilité ou l'existence du déplacement de l'utérus en arrière (Valleix) ; mais il signale l'antéversion : « l'utérus était un peu plus près du côté gauche que du côté droit et tombait en avant, » symptôme qui avait été reconnu sur le vivant,

(1) Aëtii, medici græci *Contracta ex veteribus medicinis Tetrabiblis.* (Sermo IV, § 772, 1552. Basileœ.)

(2) Rod. a Cast., *De universa mulierum morborum medicina*, p. 274.

(3) Amb. Paré, *De la génér.*, t. II, édit. Malgaigne, 1841, p. 752.

puisqu'à l'autopsie il constate « que le vagin trop long et trop large, eu égard à la stature de la femme, cachait un anneau de bois dont la position singulière attira son attention (1). » Mais ce qui le préoccupe le plus, ce sont les diverses obliquités de la matrice au point de vue des difficultés de l'accouchement. A part de nombreux exemples de ces diverses obliquités latérales, il cite encore l'opinion d'Hippocrate, Galien, Saxonia, etc., etc., la conduite des anciens médecins, qui ordonnaient aux femmes-médecins et aux accoucheurs de chercher la position de l'orifice utérin en introduisant leur doigt pour juger eux-mêmes, d'après cette position vers quelle partie l'utérus était incliné.

Cette pratique déjà négligée du temps de Sennert était, au dire de Rivière, complétement tombée dans l'oubli lorsqu'elle a été de nouveau signalée par les recherches de Deventer (1734). Après avoir ainsi parlé des obliquités, notre auteur emprunte à Camerarius le fait suivant de « contorsion de l'utérus jointe à son obliquité. L'utérus fut trouvé tellement incliné vers le côté gauche que la partie antérieure du fond paraissait en même temps contournée vers le même côté (2). » C'est là, à ne point en douter, une latéroversion bien complète.

Jusqu'ici des passages qui indiquent que les déviations de la matrice étaient connues ; mais pas de descriptions détaillées de monographie sur ce sujet dont l'importance devait être révélée par le fait suivant.

Grégoire, professeur d'accouchements à Paris, et le premier, on le sait, qui ait eu l'honneur de faire des cours sur cette matière en public, citait d'après Sabatier et Boyer dans ses leçons en 1730 un exemple de rétroversion pendant la grossesse... Au dire de M. Lacroix en 1732 a été aussi soutenue une thèse sur le même sujet sous le nom

____

(1) Morgagni, *Lettres anat.*, trad. de Désormeaux et Destouet, 45ᵉ lettre de la descente de l'utérus, § 16.

(2) Morgagni, 48ᵉ lettre, § 39.

de chute de matrice, *delapsus uteri*, par Reinik, sous la présidence de Jean Kulm... (1). Mais il appartenait à Guill. Hunter de faire connaître le premier au public médical par la voie de la presse les dangers et les symptômes de la rétroversion pendant la grossesse (1754). Walter Wall, chirurgien anglais, qui avait assisté aux leçons de Grégoire, fournit à Hunter l'occasion d'observer cet accident qui fut suivi de la mort de la femme. A l'autopsie, vessie énormément distendue par l'urine, col soulevé au-dessus du pubis par une grosse tumeur ronde formée par la matrice renversée ; le col de cet organe formait le sommet de cette tumeur et était appuyé sur le bord supérieur du pubis ; son corps et son fond étaient tournés en arrière et en bas au-devant du rectum et vers l'anus. La matrice ainsi renversée avait augmenté de volume et s'était enclavée dans le bassin au point qu'on ne put la tirer au dehors qu'après avoir coupé et écarté la symphyse du pubis. Hunter rassembla trois cas de ce genre et les publia dans le même recueil (2). Presque à la même époque, Richter en Allemagne publia dans sa *Bibliothèque chirurgicale* une observation de rétroversion de l'utérus pendant l'état de vacuité ; observation recueillie par le docteur Wellich de Mulhausen (3).

En 1760, Deleurye observa une rétroversion de matrice ; mais ne connaissant pas les travaux des Anglais, elle passa pour lui inaperçue, et plus tard il communiqua à Desgranges deux autres faits observés par lui en 1767 et 1781.

En 1773 Levret publia dans l'ancien journal de médecine l'observation d'une antéversion reconnue seulement à l'ouverture du corps d'une femme morte à la suite de l'opération de la taille et qui par suite d'une erreur de dia-

---

(1) Cette thèse avait pour titre : *Disputatio medica de uteri de lapsu suppressionis urinæ et subsequentiæ mortis causa.* Gedoni, 1732.
(2) *Medic. and Chir. Inquiries*, vol. V, p. 104, 378, 381, 388.
(3) Richter, *Bibliothèque chirurg.*, t. V, p. 521 ; t. IX, p. 182.

gnostic avait été opérée pour une prétendue pierre enchatonnée dans la vessie. Ce fait ayant éveillé l'attention de Levret, il ne tarda pas à constater sur le vivant l'existence de ce déplacement ainsi que celle de la rétroversion, et proposa le nom de renversement transversal pour le distinguer du renversement de la matrice. Le premier, cet auteur parla d'une manière bien nette des déviations qui surviennent chez les vierges, et nota la présence de l'engorgement comme cause de la déviation de l'utérus (1).

En 1775 Saxtorph décrit ainsi la rétroversion que l'on a confondue à tort avec la rétroflexion : *Sic in cadavere coram celeberrimis hujus loci quondam medicis aperto uterum virginæum observavi, cujus fundus a prima conformatione plane* RECURVATUS *erat. Examinando vero partes pelvi contentas inveni fundum uteri in posteriore pelvis parte retroflexum; orificium alte supra pubem reperi* (2). La disposition du col démontre l'erreur que le titre du mémoire et l'épithète de rétroflexion avaient fait commettre.

La rétroflexion déjà signalée par Levret, qui trouvait que le col de la matrice se recourbait alors à la manière d'un bec de cornue, n'est réellement bien décrite pour la première fois que par Witzeck (*Ignatius*). Le titre de l'ouvrage, *De utero reflexo* (3), est d'accord avec le sujet, et l'auteur cite une observation très-remarquable de rétroflexion au quatrième mois de la grossesse... Le corps de l'utérus était infléchi au voisinage de son col, courbé en arrière et en bas entre le rectum et le vagin et abaissé presque jusqu'au périnée.

Tous ces faits isolés ou publiés dans des pays différents n'avaient point fixé d'une manière spéciale l'attention des

----

(1) Levret, *Jour. de méd. chirurg. et pharm.*, par A. Roux, septembre 1773, t. L.

(2) *De ischuria ex utero retroflexo. Soc. medic. hawniensis collectanea*, t. II. 1775.

(3) Ign. Witzeck, *Dissertatio de utero reflexo.* Prague, 1777.

chirurgiens, lorsque parut le mémoire de Desgranges, mémoire adressé et couronné par l'Académie de chirurgie à laquelle Choppart, dès son retour d'Angleterre (1781), avait fait part des idées et des faits de Hunter touchant la rétroversion. Desgranges adopta les noms d'antéversion et de rétroversion que nous retrouvons encore aujourd'hui, et réunit tous les faits connus à ceux que sa pratique lui avait fournis pour en former un véritable corps de doctrine. Ce mémoire n'a pas été malheureusement imprimé dans les mémoires de l'Académie (1).

Malgré les faits et les observations de Levret, Desgranges, Frédéric John (2) (1787), soutient d'abord avec quelque espèce de raison que la matrice ne peut éprouver de déviation que chez les femmes enceintes, erreur grave qui est bientôt réfutée par l'ouvrage de Siebold (3), de Demman (4), qui traite de la rétroflexion de la matrice à l'état de vacuité ; Baudelocque qui, tout en décrivant les diverses déviations (flexion, version, obliquité) qui peuvent avoir lieu pendant la grossesse, admet qu'elle peut exister pendant l'état de vacuité et cherche à expliquer le mécanisme de ces divers déplacements (5). Mœller (6) fait voir que le déplacement est consécutif à l'accouchement, et propose lè nom de *reclinatio* pour l'utérus tourné en arrière et de *pronatio* pour l'utérus tourné en avant. Enfin comme dernier coup à cette doctrine, Smith publie un mémoire remarquable intitulé : *Remarques et expériences sur la Rétroversion de l'utérus chez les femmes qui ne sont pas enceintes, suivies de quelques observations d'antéversion* (1820). Ces observations ont été publiées par M. Lacroix dans sa thèse de concours (1845).

(1) *Recueil périod. de la Soc. de méd. de Paris*, t. LVI, p. 85
(2) *De utero retroverso.* Iéna, 1778.
(3) Siebold, *Lucina*, t. IV, p. 75, in-8. Leipzig, 1802.
(4) *Prat. des accouch.*, trad. de Kluyskens. Gand, 1802.
(5) Baudelocque, *Art des accouch.*, t. I, 1799, p. 145.
(6) *De pronatione uteri post partum.* Marbourg, 1803.

L'existence et la possibilité des déviations à l'état de vacuité ou pendant la grossesse étaient parfaitement admises au commencement de ce siècle; la traduction de l'ouvrage de Smellie (1) fit connaître que le déplacement de la matrice peut avoir lieu à une époque plus avancée de la grossesse qu'on ne l'avait admis jusqu'alors, d'après le fait de cet auteur qui l'a observé au cinquième mois. Alors parurent aussi des travaux nombreux, de véritables monographies. Plusieurs thèses furent soutenues : Cortambert (1812), France (1806), Finas (1813), d'Estrées (1823), Gougis (1817); mais la plus remarquable, celle qui ouvre une nouvelle période à la maladie qui nous occupe, est celle d'Ameline (1827). On trouve dans ce travail une description complète, surtout pour la symptomatologie. L'auteur admet deux degrés dans le déplacement : tantôt l'utérus est placé transversalement, tantôt il est dirigé obliquement de manière à ce que le niveau du corps soit inférieur à celui du col. Première description de l'antéflexion, dénomination qu'il propose pour un fait de ce genre qui lui avait été communiqué par Mme Boivin adoptant celui de rétroflexion pour le même genre de déplacement en sens opposé.

Depuis lors et avant cette époque nous trouvons des descriptions de l'anté et de la rétroversion dans tous les traités des maladies des femmes, d'accouchements, de chirurgie, et entre tous nous pouvons citer les articles de Boyer, Gardien, Vigarous, Moreau, Martin le Jeune, Imbert, Désormeaux et Dubois, etc., etc.

En 1833 paraît l'ouvrage de Boivin et Dugès dans lequel les déplacements sont fort bien décrits et où les flexions surtout sont très-bien étudiées. A la même époque (1833), M. Hervez de Chégoin lit à l'Académie de médecine un mémoire sur le traitement des déplacements à l'état de vacuité; en 1843 paraissent dans la *Gazette des hôpitaux* les

______
(1) *Accouch. de Smellie*, t. II, p. 130, obs. 11.

leçons de M. Velpeau sur les déviations recueillies à la Pitié par M. Pajot; en 1845, la thèse de concours de M. Lacroix sur l'anté et la rétroversion, quoique cet auteur ne s'occupe que de cette dernière; et enfin dans ces derniers temps, les travaux de Simpson sur lesquels nous devons nous arrêter un instant à cause de l'impulsion qu'ils ont donnée à la recherche et au traitement de cette maladie.

En 1843, dans un premier mémoire, après des considérations générales sur les maladies de l'utérus et la difficulté de leur diagnostic, M. Simpson préconise l'emploi des moyens physiques et s'efforce de montrer tout le parti que l'on peut tirer de la sonde utérine pour le diagnostic des maladies de cet organe. Simple moyen d'exploration à cette époque, elle devient plus tard dans un nouveau mémoire sur la rétroversion (1) (l'auteur range sous cette dénomination tous les déplacements de l'utérus en arrière), le précurseur, le préliminaire obligé du redresseur et de la méthode mécanique que nous aurons plus tard à apprécier. Mentionnons enfin, pour terminer, les articles de Rigby, Ashwell, Bell, dans les journaux anglais.

Malgré cette série de travaux et de recherches, les déviations de la matrice étaient fort imparfaitement connues ou du moins appréciées, et la pathologie utérine inféodée aux idées par trop localisatrices de Lisfranc sur l'engorgement comme phénomène primitif, essentiel et initial de toutes les maladies de cet organe, lorsqu'une discussion importante commença à l'Académie de médecine. Formulant l'opinion médicale actuelle et tendant à renverser les principes de son premier maître, M. Baud venait soutenir par l'organe du rapporteur de son mémoire, M. Hervez de Chégoin, que les affections de l'utérus sont toutes sous l'influence directe d'un état morbide général et que c'est surtout et avant tout à cet état qu'il faut s'adresser au point

(1) *The Dublin quarterly Journal*, 1848.

de vue thérapeutique, subsidiairement que Lisfranc, entraîné par les erreurs de la doctrine physiologique, avait pris l'effet pour la cause en donnant à l'état morbide local, engorgement ou déviation, la prééminence sur l'état général. Soutenues avec beaucoup de force et de persistance par M. Gibert, ces idées ne trouvèrent qu'un faible écho dans l'Académie, et s'attachant à un point fort secondaire du mémoire de M. Baud, la fréquence plus grande de la déviation comme phénomène primitif à l'engorgement, chaque orateur se crut obligé de venir faire part des acquisitions de son expérience, non plus dans le domaine de la question actuelle, mais dans les alentours et même dans des parages éloignés. Il en est résulté, qu'au lieu de se préoccuper si les diverses diathèses jouaient un rôle dans la production ou l'entretien des maladies de l'utérus, si un traitement général avait plus d'avantage qu'un traitement local, la discussion a roulé sur l'existence ou la non-existence de l'engorgement, la distinction de ce dernier d'avec les déviations, une étude plus complète et même une véritable exagération de ce genre de lésion que M. Baud, selon ses propres expressions, avait voulu réhabiliter et venger des longues usurpations de l'engorgement. Grâce à MM. Velpeau, Jobert, Hervez de Chégoin, Amussat, Moreau, P. Dubois, les déviations ont pris dès ce jour rang dans la pathologie utérine ; les inflexions ont été admises, distinguées des versions et appelées dès lors à constituer plus tard une famille, un genre particulier.

Cette discussion à l'Académie appela d'une manière toute particulière les recherches sur les déviations et servit à répandre les idées de Simpson que M. Debout, dans le *Bulletin de thérapeutique* (1850), ne contribua pas peu à vulgariser. Des expériences à ce sujet furent tentées dans plusieurs services, et leurs résultats consignés dans la thèse de M. Dufraigne (1851), qui, à propos de la rétroflexion, expose les idées et la pratique de M. Huguier, celle de

Piachaud (1852), qui apporte des succès à l'appui du traitement mécanique, et enfin le travail ou les leçons de Valleix publiées dans la *Gazette des hôpitaux* (1852), travail dans lequel l'auteur énumère de nombreux succès qu'il rattache à l'emploi du redresseur mécanique employé contre les déviations, sources et causes à leur tour de toutes les affections utérines.

La question à l'ordre du jour devient le sujet de discussions brillantes à la Société médicale d'émulation, à la Société de chirurgie, au sujet de nouvelles observations de M. Piachaud. M. Boulard entreprend des recherches sur l'utérus, M. Cusco reçoit pour sujet de thèse de concours de l'anté et de la rétroflexion; et enfin, en 1854, des faits malheureux imputés au cathétérisme utérin et au traitement mécanique des déviations appellent de nouveau l'attention de l'Académie sur les maladies de l'utérus et donnent lieu à une discussion brillante où, malgré les exagérations des adversaires et des partisans des moyens mécaniques, l'étude des déviations est soumise à une critique sévère et présentée sous un jour plus nouveau. Mais comme en 1849, dissidences non plus sur l'existence de la déviation, mais sur son importance; le phénomène local domine toujours les débats, et chacun de vouloir rattacher toutes les maladies de l'utérus à un état simplement local; qui à une métrite, qui à une névralgie, qui à l'engorgement, qui à la déviation, etc., etc.

L'examen de ces dernières opinions se fera naturellement dans le cours de mon travail, et, pour terminer cet historique, déjà un peu long, mentionnons depuis cette époque plusieurs articles de journaux, la thèse de concours de M. Estor (1), etc., faisant remarquer seulement que les discussions académiques et les travaux auxquels elles ont donné lieu ont surtout pour objet les déviations de l'utérus dans l'état de

____

(1) *Concours pour l'agrégation.* Montpellier, 1857.

vacuité. L'étude des déviations de la matrice pendant la grossesse, qui constitue la deuxième partie de mon travail, ne forme l'objet d'aucun travail bien complet, sauf les articles consacrés à cet accident dans l'ouvrage de Martin de Lyon et tous les traités d'accouchement; je ne trouve que des observations nombreuses consignées dans les journaux périodiques, une courte discussion à l'Académie de médecine en 1853.

Ces recherches historiques un peu longues m'ont paru nécessaires pour l'intelligence du sujet et pour démontrer combien, incertaines du temps des anciens, grâce au mode d'exploration et à l'influence de la localisation dont on ne saurait méconnaître, tout en les limitant, les heureuses tendances, les connaissances relatives aux déviations de la matrice à l'état de vacuité sont aujourd'hui mieux établies et tendent, malgré des contestations nombreuses, à faire accorder à ces lésions un rôle dans la pathologie de l'organe attribué plus spécialement jusqu'ici à un autre état local. Si cependant les partisans des déviations n'ont pas su résister à l'entraînement et ont cherché à tout rapporter à l'existence de cet état local, nous tâcherons de nous tenir en garde contre cette nouvelle source d'erreurs et de distinguer les cas où la déviation est cause ou effet, symptôme ou partie essentielle de la maladie.

PREMIÈRE PARTIE

DÉVIATIONS PENDANT L'ÉTAT DE VACUITÉ

CHAPITRE PREMIER

DES VERSIONS

1. — Définition et Divisions.

Siége de modifications importantes d'une congestion plus ou moins vive qui altère la densité de son tissu, à chaque époque menstruelle, et peut, dans les cas où ce travail est incomplet et le ramollissement partiel, rendre raison de certaines déviations observées ; l'utérus est encore, grâce à sa mobilité et à sa position, prédisposé à des changements plus complets dans sa forme ou sa situation.

A l'état de vacuité, cet organe est en effet situé tout entier dans l'excavation du bassin, derrière la vessie, au-devant du rectum, au-dessus du vagin dans lequel il fait une saillie plus ou moins considérable, au-dessous du paquet intestinal qui pèse sur lui et le déborde un peu en avant et surtout en arrière. Maintenu en place par le péritoine qui forme en avant et en arrière les replis vésicaux et utéro-sacrés ou replis de Douglas, sur les côtés par les ligaments larges qui, partant de son bord antérieur, vont se continuer en dehors avec le péritoine pariétal, par les ligaments ronds dont les fibres musculaires se continuent directement avec

son tissu et qui, traversant le canal inguinal, vont se terminer dans l'épaisseur des grandes lèvres ; l'utérus est ainsi
en haut parfaitement libre et flottant dans la cavité abdominale par son fond ou sa grosse extrémité (disposition
favorable à la production des déviations), en bas embrassé
par le vagin à sa partie inférieure au col, ce dernier repo-
sant sur le plancher périnéal; en avant et en arrière en
rapport immédiat avec la vessie et le rectum. La direction
générale de la matrice se confond sensiblement avec l'axe
du détroit supérieur du bassin (1), celle du vagin avec
l'axe du détroit inférieur. Le premier est dirigé de haut en
bas et d'avant en arrière, le second de haut en bas mais
d'arrière en avant, et il résulte de là que les deux organes,
de même que les deux axes auxquels ils correspondent,
forment un angle obtus, dont le sinus est ouvert en avant.

L'utérus a une direction normale, un axe réel tout aussi
évident chez la multipare que chez la vierge et nous ne
saurions tout d'abord accepter cette assertion de M. Cruveilhier que l'utérus n'a d'axe normal que chez les jeunes
femmes qui n'ont pas eu d'enfants (2).

Il est vrai que l'utérus est flottant dans l'excavation, comme
nous l'avons dit, entre la vessie et le rectum dont l'état de
vacuité ou de plénitude influe sur sa position; il est vrai
que la présence ou l'absence d'un certain nombre de circonvolutions intestinales dans le petit bassin, la distension
plus ou moins considérable à laquelle les ligaments larges
et ronds ont été soumis pendant les grossesses antérieures,
la rétraction ou le relâchement du vagin, la différence de
longueur que ce conduit présente chez les divers sujets,
exercent sur la direction de l'utérus la plus grande influence.
Mais de ce que les fonctions physiologiques de l'utérus exi-

____

(1) Notons cependant une légère déviation à droite, attribuée par quelques auteurs à la présence du côlon ou du rectum.

(2) Cruveilhier, *Traité d'anat. descript.* t. III, p. 657. Discussion
acad., 1854.

gent une grande mobilité, il ne s'ensuit pas que cet organe ne doive pas avoir comme les autres, comme l'intestin grêle, comme le foie, comme le cœur qui sont aussi mobiles, une position déterminée (1).

Le toucher vient confirmer ces données théoriques. En se livrant à cette exploration chez une femme exempte de toute lésion abdominale, on constate cette mobilité normale qui permet de porter le col dans toutes les directions. Mais il est facile de reconnaître aussi qu'après chaque mouvement imprimé à l'organe le col revient au centre de l'excavation affectant toujours la même direction et placé à une égale distance de la vessie et du rectum, si la femme est debout, dans le point qui correspond à l'union du tiers antérieur avec le tiers moyen du diamètre antéro-postérieur de l'excavation. Ce sont là des faits que j'ai pu vérifier un grand nombre de fois en examinant des femmes de tout âge et d'embonpoint différent, des primipares ou des multipares, des nullipares avant ou après des affections utérines et j'ai toujours obtenu les mêmes résultats, tenant compte cependant de la difficulté plus grande de cette constatation chez les femmes qui avaient eu beaucoup d'enfants, la longueur du col diminuant à chaque grossesse.

Étant établi que l'utérus a une position normale et un axe déterminé dans l'état de vacuité, il est facile de comprendre que, soit par les fonctions qu'il est chargé d'accomplir, soit par les pressions ou altérations dont il peut être l'objet, cet organe éprouve des modifications dans l'une ou l'autre de ces deux conditions. Les premières ou changement de position constituent les déplacements; les secondes ou changement de direction, les déviations dont nous allons nous occuper. Cette distinction n'a pas tout d'abord été admise par tous les auteurs. MM. Boivin et Dugès établis-

(1) Avrard, *Réflex. sur le redressem. de l'utérus.* (*Gazette méd.* de Paris, 8 avril 1854.)

sent deux classes de lésions de l'utérus bien distinctes ; sous le titre de lésions de situation, ils décrivent l'élévation, le prolapsus, les diverses variétés d'inclinaisons : *anté, retroé, latéroversions ;* les hernies de la matrice et sa fixité anormale ; alors que sous celui d'altération de forme et de volume ils traitent des déformations diverses du col utérin, des incurvations ou flexions, du renversement ou inversion de l'utérus (1). Désormeaux et P. Dubois font une classe des déplacements de l'utérus parmi lesquels ils confondent versions et flexions (2). Même remarque pour les auteurs du *Compendium de médecine.* M. Cruveilhier, dans son anatomie pathologique, range parmi les déviations de l'utérus tous les déplacements de cet organe, déplacements qu'il divise en déviation de situation et déviation de direction. Le mot de déviation est ici détourné de son sens propre et en rejetant cette division complétement arbitraire, nous continuerons à désigner avec tous les auteurs modernes sous le nom de déviation tout changement de direction, réservant le nom de déplacement aux changements de situation, tels que hernie, prolapsus, etc., etc. Nous avons cru ainsi remplir les intentions et les vues de l'Académie qui n'aurait garde d'avoir voulu établir la moindre synonymie entre deux mots de signification si différente et qui a limité par le titre même de la question l'étendue des recherches que nous avions à faire. Ces réserves faites, disons ce que nous entendons par déviation. Il y aura *déviation de l'utérus toutes les fois que l'axe de cet organe sera plus ou moins incliné dans diverses directions* ou *toutes les fois que cet axe présentera une courbe plus ou moins prononcée dans un sens quelconque.* Les déviations de l'utérus seront donc : *tout changement survenu dans la direction de la totalité ou d'une partie de son axe ;* les changements de direction de la

____

(1) Boivin et Dugès, *Maladies de l'utérus,* t. 1.
(2) *Dictionnaire* en 30 vol., art. *Utérus.*

totalité constituant les versions, les changements de direction d'une partie, les flexions.

Pour reconnaître les différentes espèces de déviations de chacune de ces deux classes, on prend habituellement, pour indiquer le sens dans lequel elle s'est effectuée, la position du fond de l'utérus. Quelques chirurgiens, *Henneman* surtout, avaient proposé de prendre la position du col au lieu de celle du fond ; mais cette innovation qui peut être une source d'erreurs, comme nous l'établirons à propos des flexions pendant la grossesse, n'a point prévalu et nous continuerons à désigner sous le nom d'antéversion la déviation caractérisée par la position du fond de l'utérus vers la symphyse du pubis, le col étant dirigé en arrière ; sous celui de rétroversion, le déplacement inverse, le fond regardant le sacrum ; et enfin sous celui de latéroflexion droite ou gauche, celui dans lequel le fond sera tourné vers telle ou telle des faces latérales de l'excavation pelvienne. Mêmes principes pour les flexions, que le déplacement appartienne au corps ou au col isolément ou aux deux réunis.

Nous avons alors :

1. Déviations de la totalité de l'organe ou versions. { Antéversion. Rétroversion. Latéroversion. }

2. Déviations partielles ou flexions............... { Antéflexion. Rétroflexion. Latéroflexion. }

Ces diverses variétés peuvent se combiner et donner lieu à des versions de l'utérus compliquées d'un degré plus ou moins marqué de flexion.

Les auteurs sont loin d'être d'accord sur la fréquence relative de chacune des variétés ; mais ces divergences, on peut le dire, tiennent surtout au point de vue auquel chacun des observateurs s'est placé, et si quelques-uns n'ont pas rencontré une déviation utérine que d'autres ont rencontrée souvent, c'est que les premiers n'avaient point sans

doute dirigé leurs recherches de manière à obtenir ce résultat. Je ne veux citer pour preuve à l'appui que ce qui s'est
passé lors de la première discussion à l'Académie, en 1849.
Avant l'ouverture des débats académiques les déviations de
l'utérus, comme je l'ai fait remarquer dans mes recherches
historiques, mais surtout les flexions étaient à peine connues et cependant depuis elles ont été notées bon nombre
de fois. M. Malgaigne lui-même, après s'être élevé dans la
séance précédente contre la prétendue fréquence des rétroflexions, ne vient-il pas déclarer que des examens ulté-
rieurs lui ont permis de constater en quelques jours l'existence de lésions qu'il n'avait observées que deux fois dans le
cours d'une longue pratique. Son attention dirigée sur ce
point lui en avait fait connaître trois dans huit jours (1). Cette
cause doit servir à expliquer les différences suivantes :
MM. Boivin et Dugès, Baud, Hervez de Chegoin regardent
l'antéversion comme la plus commune, alors que pour
Schweighæuser, qui a rencontré la rétroversion 39 fois sur 44,
Moreau, Lacroix, Simpson : cette dernière est de beaucoup
la plus fréquente. Une observation rigoureuse, l'étude des
faits nombreux cités par les auteurs, le résumé de M. Valleix et les recherches que nous avons faites, quoique elles
semblent faire pencher un peu la balance en faveur de l'antéversion, nous portent cependant à croire avec MM. Amussat et P. Dubois que l'antéversion et la rétroversion sont
aussi fréquentes l'une que l'autre, mais que la rétroversion
a fixé davantage l'attention à cause de sa gravité plus grande
et parce qu'elle constitue un accident redoutable pendant
la grossesse.

Quant aux flexions, MM. Boivin et Dugès, Lisfranc, Désormeaux et P. Dubois les signalent comme très-rares.
Roux non-seulement en nie l'existence, mais n'en comprend
pas la possibilité, alors que M. Velpeau les regarde comme

(1) Malgaigne, *Acad. de méd.*, 1849. Séance du 8 octobre.

une maladie très-commune et que beaucoup de femmes portent sans se plaindre. Depuis 1849, elles ont été bien plus heureusement recherchées, et à part les résultats de M. Boulard sur l'antéflexion, résultat sur lequel nous aurons à revenir, nous trouvons les recherches de M. Depaul qui, sur 50 femmes examinées par lui, a trouvé 7 antéversions, 4 rétroversions, 3 antéflexions, 4 rétroflexions. M. Gosselin opérant dans les mêmes conditions sur 48 femmes n'ayant eu ni enfants ni fausses couches, 27 antéflexions. Enfin Valleix sur 68 femmes, 22 cas de rétro ou d'antéflexion. MM. Cazeaux, Robert, Amussat, admettent aussi comme fréquent ce genre de déviation.

Les versions sont bien plus communes et parmi les nombreuses femmes qu'il nous a été donné d'examiner, soit dans l'état de vacuité, soit pendant la gestation, c'est surtout la première que nous avons notée ; nous avons trouvé la seconde beaucoup plus rarement. Cette fréquence et l'importance plus grande de ce genre de déviation expliquent la prééminence que nous leur accordons et les détails dans lesquels nous allons entrer pour leur étude complète avant d'aborder celle des flexions.

2. — Étiologie.

Les causes qui peuvent produire les versions sont nombreuses et variées. Pour mettre un peu d'ordre et de clarté dans leur exposition, pour en faire ressortir toute la valeur pratique, je les grouperai en causes prédisposantes générales ou locales et en causes déterminantes ou efficientes.

1° Causes prédisposantes générales.

Age. — Tous les auteurs ont noté l'influence de l'âge ; mais par suite d'une confusion fâcheuse entre les flexions et les versions, ces dernières ont été regardées quelquefois comme congéniales. A part le cas observé par Jacquemier, dans le

service de M. Moreau, d'une petite fille qui avait une antéversion en même temps qu'une ectrophie de la vessie, il
semble que d'après l'opinion d'Ameline elles n'existent et ne
se montrent point avant la puberté. Les exemples les plus
fréquents se présentent dans tous les cas naturellement dans
la période pendant laquelle l'utérus est appelé à remplir
ses fonctions; et si quelques faits ont été notés à un âge
avancé, c'est qu'ils étaient alors sous la dépendance de
causes particulières (Morgagni) qui les rendaient peu susceptibles de guérison et les ont laissés subsister jusqu'à la
mort. D'après les relevés de Valleix, c'est de 20 à 30 ans
qu'elles sont les plus communes, résultats conformes à
notre observation (peut-être aussi un peu par le plus grand
nombre de femmes examinées à cet âge) et contrôlés par
Aran qui établit les chiffres suivants : 87 sur 103 de 20 à
40 ans; 55 de 20 à 29 ans; 32 de 30 à 39 ans; 13 de 40 à
50 ans, et 3 au-dessous de 19 ans.

Constitution. — *Tempérament.* — D'après M. Becquerel (1)
la constitution et le tempérament ne paraissent exercer
aucune influence sur le développement des déviations. On
les observe également chez les femmes de toute constitution, de tout tempérament; les faits qu'il nous a été donné
de recueillir, la lecture attentive des observations publiées
par les auteurs nous permettent d'être plus affirmatifs et
de noter comme causes prédisposantes puissantes : le tempérament lymphatique, une constitution molle et disposée
au relâchement. Chez des femmes ainsi disposées, il suffit
d'une cause déterminante légère pour produire des effets
qui ne sont, chez d'autres fortement constituées, que le résultat de causes énergiques et fréquemment répétées. Les
mêmes circonstances se rencontrent souvent chez les
femmes chlorotiques dont le teint pâle, anémique annonce
la pénurie des globules sanguins et chez lesquelles la mens-

____

(1) *Gazette des hôpitaux*, 1857.

truation n'est caractérisée que par l'afflux d'un liquide plutôt séreux que sanguin.

OBSERVATION I. — Madame P., âgée de 24 ans est venue me consulter pour une maladie de matrice qu'elle accuse depuis quelques années et qu'on lui a dit être constituée par la chute de cet organe : douleurs vives dans la région lumbo-sacrée et les cuisses, tiraillement dans les aines, fatigue extrême et difficulté pour la marche, pesanteur dans le bassin et sensation d'un corps qui tend à s'échapper, pas de gêne pour l'émission des urines, mais perte complète d'appétit, digestion laborieuse, nausées, vomissements même, syncope, constipation, etc., etc. Tel est le cortége de maux et de symptômes qu'accuse la malade. Commémoratifs : tempérament lymphatique, teigne dans l'enfance, écrouelles au cou, jeunesse maladive, hérédité tuberculeuse ; menstruation difficile et provoquée par quelques remèdes internes parmi lesquels les ferrugineux, les toniques, les bains de mer destinés à combattre l'état chlorotique dont elle est atteinte ; palpitations, bruit de souffle dans les carotides, essoufflement, appétit dépravé, usage fâcheux et immodéré du corset. A 19 ans, première menstruation : depuis régulière mais toujours très-peu abondante et quelquefois après de violentes coliques se traduisant seulement par quelques taches rosées. Mariage à 20 ans ; coït douloureux, pénible, absence complète de conception. La malade voyage ; mais, désespérée de souffrir toujours et de n'éprouver du soulagement que dans le décubitus dorsal ; elle consulte un confrère qui croit reconnaître une chute de matrice et conseille un pessaire. Refus de la malade. Comme état actuel, je constate, à mon tour, tous les symptômes de la chlorose confirmée, les attributs du tempérament lymphatique, un amaigrissement extrême, une petite toux sèche et fatigante, les douleurs et les symptômes dont j'ai déjà parlé ; douleurs toujours très-vives dans la marche.

A l'examen, hypéresthésie des parties vaginales, un peu de rougeur à l'ouverture vulvaire ; le doigt introduit avec douleur rencontre le col de l'utérus petit, mais ne présentent nulle trace d'engorgement, fort porté en arrière et permettant d'examiner à cause de son peu de volume les deux lèvres ; corps de l'utérus petit et fortement porté en avant. Continuité parfaite de l'organe, leucorrhée très-abondante, la matrice est facilement réduite, mais revient aussi facilement à sa position vicieuse. Soumise actuellement à une médication essentiellement tonique et anti-scrofuleuse, par les amers, les ferrugineux, l'huile de foie de morue (à cause de sa poitrine), cette malade accuse une amélioration sensible dans son état ; l'hypéresthésie vaginale combattue par les émollients et les narcotiques permet l'usage du speculum et la diminution de la leucorrhée ; l'embonpoint que prend la malade, la disparition de quelques symptômes, la faculté plus grande de maintenir la matrice en place, font espérer une guérison ou du moins un soulagement très-prochain.

L'étiologie du déplacement est ici, ce me semble, bien probante, et nous ne trouverions comme cause déterminante que l'usage du corset ; une médication adressée à l'état général, cause première des accidents, donne déjà des résultats très-satisfaisants.

Diathèses. — Ces exemples, qu'il serait facile à chaque patricien de multiplier, font regretter que presque tous les auteurs qui s'occupent des maladies utérines et des déviations en particulier, aient omis de noter qu'il est des états morbides généraux qui décident chez les femmes des engorgements chroniques ou des déplacements. Que d'affections diathésiques qui n'ont chez elles d'autres expressions qu'une lésion de cet organe ! ! ! Le rôle important que joue l'utérus dans la vie de la femme rend compte de cette prédisposition fâcheuse de la matrice à une foule d'altérations

qui ne sont autre chose que la localisation de quelque affection générale. Les faits d'engorgement et de déviation,
sous l'influence de la diathèse syphilitique, ne sont point
rares dans les salles de notre hôpital; mais on y voit aussi
très-souvent l'affection scrofuleuse donner lieu aux mêmes
accidents chez des jeunes filles encore vierges et chez lesquelles aucune cause extérieure n'a agi directement sur
l'organe pour y déterminer un état pathologique. Il en est
de même des diathèses herpétiques, rhumatismales et gout-
teuses signalées par MM. Baud et Gibert dans la discussion
de 1849. Le traitement vient tous les jours à l'appui de ce
qu'on pourrait regarder comme de simples idées théoriques, et il suffit d'avoir parcouru quelque temps les salles
de notre service pour être convaincu de la vérité des faits
que j'avance. L'engorgement ou la déviation résistaient-ils,
le premier à un traitement local énergique, voire même à la
cautérisation au fer rouge, le second à tous les moyens
employés en pareil cas et même au redresseur utérin que
nous avons employé souvent, la femme porteur de ces affections était soumise à un traitement général subordonné
à la nature de l'état général qui avait pu donner naissance
à la maladie (1). Après l'emploi de l'iodure de potassium,
des mercuriaux, des ferrugineux, des anti-dartreux, le traitement local était tenté de nouveau et venait assurer une
guérison que le traitement général avait déjà fortement
préparée. Nous ne proclamons pas cependant la constante
subordination des déviations de l'utérus à un état pathologique général ; il en est qui sont primitivement locales et
dans lesquelles les phénomènes pathologiques locaux constituent tout d'abord l'expression unique de la maladie; nous
voulons seulement appeler l'attention sur des cas méconn-
nus par quelques auteurs, démontrés tous les jours par des

(1) *Revue thérapeutique du Midi.*, 1854. Quelques faits relatifs au
traitement des déviations utérines par la méthode de M. Valleix par
M. B. Dunal.

succès obtenus mais empiriquement par ceux qui, après avoir essayé d'un traitement local, conseillent aux malades un exercice modéré, une alimentation soignée, une médication tonique et procurent ainsi au malade un rétablissement que les moyens locaux seuls avaient été impuissants à amener. Ainsi causes prédisposantes générales plus nombreuses qu'on ne l'avait supposé et nécessitant l'établissement d'un traitement général ; causes prédisposantes locales réclamant l'établissement d'un traitement local, mais nécessitant aussi à leur tour l'adjonction du premier, parce que, si les déviations de la matrice ne sont pas toujours le résultat d'une affection générale, elles en sont souvent le point de départ, comme nous aurons soin de l'établir à propos de leur symptomatologie et du retentissement qu'elles ont sur l'économie entière.

2° Causes prédisposantes locales.

A. — *Conditions anatomiques et physiologiques.* En première ligne nous plaçons les conditions anatomiques et physiologiques dans lesquelles est placée la matrice. La mobilité de cet organe qui se trouve pour ainsi dire suspendu au milieu du petit bassin, est certainement une circonstance en l'absence de laquelle les versions seraient beaucoup moins fréquentes. Il faut encore remarquer que l'utérus a sa grosse extrémité tournée en haut et qu'en raison même de cette disposition, le centre de gravité de l'organe doit se déplacer avec une extrême facilité, surtout lorsqu'il survient une augmentation de volume. A chaque époque menstruelle, on sait que l'utérus est l'aboutissant d'une fluxion intense et le siége d'un travail particulier qui se manifeste par une congestion sanguine, susceptible d'augmenter son volume, sa longueur, en même temps qu'elle occasionne dans son tissu un ramollissement remarquable. Pendant la durée de cette fluxion périodique, l'utérus a une tendance plus marquée, une disposition toute naturelle à s'incliner. Les changements qui surviennent à la suite de l'accouchement sont aussi très-favorables à la production des versions, ce qui nous explique la grande fréquence de cet accident chez les femmes qui ont fait des enfants.

En dehors des conditions physiologiques, l'avortement est aussi une cause puissante et beaucoup plus influente, au dire de M. Velpeau, que l'accouchement par ce seul fait que l'expulsion du fœtus mort et avant terme exige plus d'efforts qu'une expulsion naturelle, ou bien encore, selon la remarque de Lisfranc, parce que les femmes gardent moins longtemps le repos qu'après l'accouchement normal; mais souvent aussi parce que l'utérus est alors le siége d'un travail congestif, irrégulier, anormal, qui peut aider à modifier sa forme et sa position.

B. — *Engorgements.* — Prédisposé par sa structure, son volume, les changements fonctionnels dont il est l'objet, l'utérus l'est encore, comme je l'ai déjà dit, par l'augmentation générale ou partielle de son volume. A ce titre, l'engorgement de son corps ou de son col. doit jouer un grand rôle dans la production du phénomène qui nous occupe. Levret admet comme cause unique de l'antéversion l'engorgement de la paroi antérieure de l'utérus. Cette opinion, admise depuis par quelques médecins, a trouvé dans Lisfranc un prôneur enthousiaste, et toutes les maladies de la matrice ont été, sans exception, rapportées depuis cet auteur à cette simple cause locale, l'engorgement. Quant à celle qui nous occupe en particulier, Lisfranc déclare dans sa *clinique chirurgicale* que l'abaissement, la descente, l'anté et la rétroversion et les inclinaisons de la matrice sont excessivement rares lorsque cet organe est exempt d'hypertrophie. « D'après les mêmes idées, si l'engorgement occupe toute la circonférence de l'utérus, cet organe s'abaisse en totalité et parallèlement à l'axe du bassin. Si l'engorgement existe en avant, il y a antéversion ; le contraire a lieu si l'augmentation du volume siége à la partie postérieure. Il suffit, ajoute Lisfranc, des notions de physique les plus simples pour comprendre qu'un corps pyriforme un peu aplati, suspendu dans le bassin, doit, si la région antérieure acquiert une épaisseur assez considérable, exécuter un mouvement de bascule qui en porte la partie supérieure vers la symphyse du pubis et *vice versâ*. La pathologie de l'utérus ramenée à des notions aussi simples et aussi mathématiques, la conduite du médecin est bien simple : en présence d'un déplacement de la matrice, traiter l'engorgement, et celui-ci guéri, l'organe reprend peu à peu sa position ordinaire (1).»

Ces idées par trop mécaniques sont cependant celles qui ont régné au moins théoriquement dans la pathologie utérine, et ce n'est que lors de la discussion de 1849 qu'ont été, comme je l'ai dit, soulevées les questions, et d'abord de l'existence de l'engorgement (on admettait l'explication sans être sûr du fait principal), et secondairement, de son influence sur les maladies de l'utérus et les déviations en particulier. Ce dernier ordre de lésion utérine ayant toujours été, au dire de M. Velpeau, confondu avec l'engorgement et dans tous les cas devant être considéré comme l'effet des déviations, qu'on l'a accusé de produire. Au milieu des avis les plus divers et d'affirmations contraires, quelques vérités cependant se sont fait jour : l'existence des engorgements chroniques victorieusement démontrée par MM. Moreau, Roux, Huguier ; l'importance des déviations qui, prenant leur essor après la discussion de 1849, vont à leur tour aux yeux des médecins localisateurs remplacer l'engorgement et revendiquer pour elles tous les symptômes qu'on avait attribués à ce premier état.

Mais l'engorgement est-il cause ou effet des déviations, fait primitif ou consécutif? Là recommencent les dissidences. MM. Roux, Huguier, Moreau se montrent partisans de

____

(1) Lisfranc, *Clinique chirurgicale de la Pitié*, t. II.

la première opinion : l'engorgement est le point capital,
l'origine de la déviation. MM. Velpeau et P. Dubois ne le
regardent, au contraire, que comme un effet secondaire ;
un symptôme, pour le premier, de la déviation ; pour le second d'une maladie plus grave, la phlegmasie catarrhale.

Admise d'une manière absolue par Valleix, la dépendance
de l'engorgement est loin d'être un fait acquis, et la discussion de 1854 n'est venue jeter aucun nouveau jour sur la
solution du problème. La question est assez difficile, impossible même à résoudre, en se plaçant à un point de vue
extrême et exagéré ; car ces deux états reconnaissent la
même cause, existent presque toujours ensemble, et ne
permettent pas souvent au médecin d'établir l'ordre de leur
succession chez la malade auprès de laquelle il est appelé.
Pour moi, les deux cas peuvent exister : l'engorgement
sera tantôt cause, et je le maintiens dans cette catégorie ;
tantôt effet, et j'aurai à apprécier sa valeur à propos des
symptômes. Les raisons de cette opinion mixte les voici :
au point de vue théorique, il est facile de comprendre
qu'un utérus volumineux hypertrophié ou engorgé, dont le
poids est augmenté, doit tirailler ses ligaments suspen-
seurs et tendre à descendre directement en bas ou à basculer en avant ou en arrière, et que par conséquent un engorgement sans déviation préalable ait par le seul accroissement du poids de l'utérus de la propension à se dévier ;
d'un autre côté, admettant une déviation simple, il est facile de voir que la circulation est gênée, que la fluxion
menstruelle ne peut se faire quelquefois que d'une manière
incomplète ou pénible et qu'il peut en résulter une modification dans la nutrition de l'utérus, une congestion pas-
sive qui détermine l'engorgement. La mobilité de l'organe,
les froissements continuels, la position déclive de certaines
parties favorisent encore l'afflux, la stagnation des liquides,
et on peut, on le voit, conclure théoriquement et sans parler
des engorgements du col produits par des irritations locales

passage des matières fécales, action contondante et irritante du pénis dans l'acte du coït) (Saussier) admettre que les engorgements avec déviation sont tantôt primitifs tantôt consécutifs. Au point de vue pratique, l'engorgement existe sans déviation aucune ; la déviation peut exister sans le moindre engorgement ; il n'y a donc pas toujours relation de cause à effet, et les cas nombreux que j'ai été à même d'observer m'autorisent à établir d'une manière affirmative ce premier point. L'engorgement manque aussi dans les déviations récentes et produites par une cause occasionnelle puissante, alors qu'on le trouve à une époque plus avancée dans la déviation dans le même cas.

OBSERVATION II. — A la suite d'un violent effort pour soulever un paquet assez volumineux, madame V.... femme de la campagne, forte et robuste, menstruée parfaitement et mère de 4 enfants dont le dernier a 3 mois, éprouve une douleur vive dans l'abdomen, de la difficulté dans la marche, des douleurs dans les reins, les lombes, de la difficulté pour uriner. Le décubitus dorsal la soulage et elle essaie le lendemain de reprendre ses occupations. Douleurs plus vives, impossibilité complète de se livrer au moindre exercice. Appelé auprès d'elle, je constate une antéversion très-marquée de la matrice, le col est fortement dirigé vers le sacrum ; le fond occupant le centre de l'excavation est dirigé vers la symphyse du pubis ; la réduction offre d'abord quelque difficulté, cependant elle s'effectue et je conseille le repos le plus absolu à la femme, l'engageant, lorsqu'elle se lèvera, à se servir de la ceinture hypogastrique. A cette époque d'engorgement aucun, amélioration manifeste, la malade au bout de 20 jours vaque à quelques occupations. Examinée 6 mois après pour de nouvelles douleurs survenues à la suite d'une marche forcée, je constate le retour de l'antéversion moins marquée que la première fois, mais alors avec un engorgement considérable du corps et de la lèvre antérieure du col. Cette femme s'était peu à peu dispensée de la ceinture, et l'engorgement qui était survenu comme effet, était devenu à son tour cause prédisposante du retour de la déviation.

Dirigé d'abord contre la déviation, le traitement le fut alors contre l'engorgement, et grâce aux moyens employés, une guérison complète fut obtenue, guérison qui aurait sans doute été tentée en vain si je m'étais borné à traiter exclusivement et *à priori* tel ou tel des deux accidents.

La suite de mon travail complétera la démonstration de cette opinion qu'il me suffit maintenant d'émettre et d'appuyer de ces quelques considérations ; et après avoir reconnu aux engorgements une action souvent prédisposante, je continue l'énumération des autres circonstances qui peuvent produire les mêmes effets.

C. —En dehors de l'utérus et comme condition favorable à la production des déplacements, le bassin qui d'une manière médiate protége les organes renfermés dans sa cavité et les maintient dans leur position relative, peut présenter dans son excavation une amplitude telle que la matrice, moins solidement fixée, trouve une facilité plus grande à se dévier. La disposition inverse, c'est-à-dire une étroitesse du bassin avec saillie notable de l'angle sacro-vertébral, regardée par Callisen comme propre à la rétroversion, ne saurait être appliquée à l'état de vacuité et doit être réservée pour les déplacements survenants pendant la grossesse. Les annexes de l'utérus, les ligaments larges, en particulier le tissu cellulaire péri-utérin peuvent être le siége de phlegmasies qui se terminant par une sorte de retrait dans les tissus enflammés, peuvent faire dévier la matrice de sa position normale. Ces mêmes ligaments, au lieu d'attirer en quelque sorte l'utérus à eux, de le maintenir, perdent au contraire quelquefois le ton qui leur est propre. Une distension exagérée, causée par la grossesse, les laisse dans un état de flaccidité et de longueur telles que lorsque après l'accouchement l'organe a repris ses dimensions normales, ils seraient impuissants pour s'opposer aux causes susceptibles de le dévier. C'est ce qui arrive lorsqu'une femme se lève trop tôt après l'accouchement.

Une trop grande amplitude du vagin après des accouchement répétés, le relâchement du tissu cellulaire qui double la muqueuse vaginale prédisposent aussi aux versions de l'utérus qui n'est plus alors aussi bien soutenu à sa partie inférieure et ne trouve plus la résistance à laquelle il était habitué.

Notons aussi les déplacements antérieurs comme prédisposant à la récidive (Moreau) et le décubitus dorsal longtemps prolongé (Robert).

3° Causes déterminantes ou efficientes.

Les rapports de voisinage entre l'utérus, la vessie et le rectum ont fait attribuer à ces derniers une influence sur la production des versions en arrière, une action mécanique qui ne paraît s'exercer bien plus rarement que ne l'ont prétendu jusqu'ici quelques auteurs entraînés sans doute par l'observation de ce qui se passe pendant l'existence de la grossesse. La distension habituelle de la vessie plus commune chez la femme à cause de nos habitudes sociales pourra bien agir sur le fond de l'utérus et produire l'abaissement de cet organe ; mais à moins d'une très-grande laxité des ligaments, d'une prédisposition très-marquée ou toute particulière, la rétroversion ne sera point effectuée. La constipation opiniâtre par les efforts qu'elle nécessite peut bien à son tour soit pendant l'évacuation menstruelle, soit après l'accouchement, soit aidé par l'action longtemps prolongée d'une cause prédisposante produire les déplacements de l'utérus ; mais pour ce qui est de la distension du rectum par l'amas des matières fécales, cette accumulation est plutôt effet que cause dans les cas de version, et il suffit pour s'en convaincre de lire les observations d'Ameline qui la regarde comme cause puissante, de MM. Boivin et Dugès, Lacroix, Piachaud, etc., etc.

L'influence du coït signalée par quelques auteurs comme cause principale n'est point indispensable à la production des déviations ; mais dans certains cas, il y a lieu de lui accorder quelque importance comme cause déterminante, soit par son action mécanique sur le col de l'utérus (Saussier), soit par la disproportion signalée entre les organes sexuels des époux (Boivin et Dugès).

L'usage du corset (Chomel), une profession pénible (Desgranges), la toux, les vomissements (Choppart), le saut (madame Boivin chez une nouvelle accouchée), l'élévation des bras dans l'action de se coiffer avec contraction du diaphragme (Velpeau), les chutes sur les pieds, les genoux, le siége (MM. Legrand, Boivin, Dubois), la station debout, la marche ou la fatigue peu de jours après l'accouchement, un travail laborieux ou des manœuvres chirurgicales peuvent être regardés comme des causes déterminantes ou mécaniques de la déviation.

Tous les auteurs ont invoqué, et on pourrait facilement y rattacher la plupart de celles que nous venons d'énumérer, comme cause efficiente par excellence : la contraction des parois thoraciques et abdominales et le resserrement brusque ou continu de ces cavités. L'effort a certainement une influence manifeste sur l'utérus ; mais quant à la question de savoir si l'effort peut seul produire la déviation, je ne saurais l'admettre malgré l'affirmation de M. Piachaud et n'ai trouvé dans aucun auteur aucun fait à l'appui de cette opinion. L'effort ne peut agir qu'autant qu'il y a prédisposition, accouchement antérieur ou autre, ayant mis l'utérus dans des conditions telles qu'une action mécanique puisse avoir quelque effet ; il en est de même de l'action continue, celle des corsets, par exemple, qui agit par la pression des intestins qui, [ne pouvant remonter, dépriment le corps de l'utérus ; 2° par la pression des parois abdominales d'avant en arrière, qui refoulent l'utérus et le rapprochent du sacrum. Un exemple récent de rétroversion à la suite de manœuvres obstétricales laborieuses nous engage à admettre ainsi ce genre de cause en tant que causes efficientes.

Divers états pathologiques, tels que la phlegmasie du petit bassin si fréquente après l'accouchement, peuvent occasionner des adhérences entre l'utérus et les parties voisines, et ces adhérences en inclinant l'utérus dans tel ou tel sens deviennent une cause permanente de version. On trouve dans la thèse de M. Ameline deux cas de ce genre dont un, communiqué par madame Legrand, était dû à des adhérences du museau de tanche avec la paroi postérieure du vagin ; la cicatrice entraînant le col de son côté avait fait basculer le corps de l'utérus en sens inverse. Madame Boivin et Dugès citent aussi deux cas d'antéversions, un à la suite de métrite, l'autre par suite de vice de conformation du vagin. Les ligaments larges, les ligaments ronds peuvent être le siége de contraction irrégulière, de rétraction spasmodique ou inflammatoire (Guérin), de phlegmasie terminée par suppuration et formation de brides cicatricielles, d'engorgement inflammatoire (madame Boivin). Un ligament rond peut être frappé d'arrêt de développement (Morgagni) : tout autant de causes déterminantes auprès desquelles nous citons seulement pour mémoire les tumeurs du petit bassin ou des ovaires occasionnant le déplacement de l'utérus (Noble).

En résumant l'étude des causes, nous voyons que les versions peuvent dépendre de l'état des organes voisins, ou de l'utérus. Pour les parties voisines nous avons noté : l'ampleur du bassin, l'accumulation de l'urine et des matières fécales, la compression intestinale augmentée par des violences sur les parois abdominales ou par des efforts accidentels du diaphragme et des muscles de l'abdomen, ou bien encore par un déploiement énergique de la force musculaire de ces parties, d'une manière normale pour l'expulsion des matières fécales de l'urine ou du produit de la conception ; le trop d'ampleur du vagin à la suite de grossesses répétées ou d'un vice de conformation.

L'utérus par sa forme, l'augmentation de son volume, l'engorgement de son corps ou de son col, peut être lui-même cause de son inclinaison dans divers sens alors que le relâchement des ligaments qui le maintiennent, peut produire les mêmes accidents soit pendant la délivrance, soit quelques jours après l'accouchement ou dans un temps très-éloigné de la parturition.

Toutes ces causes n'agissent point de la même façon, et j'ai cherché à établir leur action particulière. Pour que ces dernières puissent agir, il est nécessaire qu'il existe une prédisposition et cette prédisposition est surtout manifeste à l'époque menstruelle ou après l'accouchement alors que l'utérus est sous l'influence de la congestion et d'une augmentation de volume. Elle peut se faire et se fait en dehors de tout ce mécanisme et doit être alors rattachée à l'influence d'une cause prédisposante générale à action plus ou moins lente. La cause occasionnelle, au contraire, peut agir d'une manière plus ou moins brusque, mais toujours en rapport avec la prédisposition.

3. — Symptomatologie.

Dans la désignation des versions on a eu égard, disons-nous, aux déplacements que subit non le col mais le corps de l'utérus : se porte-t-il en avant de manière à ce que son fond réponde en bas et en avant à la symphyse du pubis, le col en arrière et du côté du sacrum, il y a *antéversion*, en arrière et dans des rapports inverses *rétroversion*, sur les côtés, *latéroversion*. Les variétés que peuvent offrir les versions dépendent uniquement du degré plus ou moins grand du renversement de l'utérus ; entre la direction horizontale et la direction naturelle sont comprises des nuances de position qu'on pourrait multiplier à l'infini. La déviation aura d'autant moins d'importance que l'axe de l'utérus se rapprochera davantage de l'axe du détroit supérieur, et s'il s'agissait d'apprécier les limites de chacun de ces déplacements, il faudrait, à l'exemple de M. Avrard partant de ce principe que l'axe de l'utérus fait avec l'horizontale, la femme étant debout, un angle de 75° environ, admettre que pour l'antéversion, par exemple, la plus forte sera celle dans laquelle l'inclinaison sera de 100 en tenant compte de la disposition naturelle de l'utérus en avant (1). Quant à la rétroversion, Meissner et Busch (2), reprenant les idées de Hunter et de John, admettent trois degrés : dans le premier il y a simple inclinaison en arrière du corps de l'utérus ; dans le second la matrice est horizontalement couchée ; dans le troisième, où la rétroversion est complète, suivant eux, le corps est descendu en arrière au-dessous de l'axe horizontal et le col en avant est porté plus haut, quelquefois si haut au-dessus de la symphyse qu'on ne peut plus l'atteindre ; mais ce dernier cas ne saurait être considéré que comme une flexion de l'organe, et nous maintenons le nom de rétroversion au second degré, admettant comme limite à la rétroversion une ligne plus ou moins obliquement dirigée de haut en bas et d'arrière en avant et pouvant atteindre jusqu'à 120 (Avrard). Les déplacements latéraux qui, au point de vue pratique, dans l'état de vacuité ont une importance minime et dont le plus fréquent est le droit, l'abaissement qui accompagne et constitue le premier degré de toutes les déviations, complètent le cadre symptomatologique que nous devons ac-

(1) AVRARD. *Réflex. sur le redressement de l'utérus.* (*Gazette méd. de Paris*, 12 avril 1854.)

(2) *Zeitschrift der Gesellchaft.* (A. mars et avril 1856.)

tuellement parcourir, confondant dans une seule et même description ces diverses déviations, à l'exception des latérales, qui, nous l'avons dit, ne sauraient nous intéresser qu'au point de vue obstétrical.

Les avantages d'une description collective sont trop manifestes pour que j'aie à y insister, car si les symptômes perçus par le toucher et les moyens d'exploration, symptômes variables suivant la position vicieuse de l'organe, ont besoin d'être signalés d'une manière distincte, les autres aussi plus importants résultats de l'influence de ces déviations sur les organes voisins et sur l'économie tout entière présentent des caractères tellement semblables qu'il serait difficile de les isoler sans s'exposer à des répétitions inutiles et fastidieuses.

SYMPTOMES LOCAUX. — Pour arriver à la connaissance des symptômes locaux, symptômes purement physiques, on se sert de certains moyens d'exploration qu'il est important de connaître et de savoir manier à cause des nombreuses erreurs de diagnostic et de traitement auxquels ils peuvent conduire. Parmi ces moyens : 1° la main, qui suffit le plus souvent à elle seule pour faire connaître la déviation soit par le toucher vaginal ou rectal, soit par le palper hypogastrique ; 2° le speculum ; 3° la sonde utérine.

1° *Emploi de la main.* — Par le toucher vaginal lorsqu'on fait suivre au doigt l'axe du vagin, la portion de l'utérus qui se présente la première permet immédiatement de reconnaître s'il existe une déviation. Dans l'état normal on atteint directement la lèvre antérieure en arrière de laquelle se trouve situé le museau de tanche ; le doigt peut sentir une certaine étendue des faces antérieure et postérieure de l'utérus ; l'exploration du cul-de-sac en arrière et en avant fait percevoir la présence de circonvolutions intestinales ; par le doigt encore, il est facile d'acquérir des notions sur l'état de surface, la température, le volume, la consistance, la mobilité, le poids de l'organe, l'ouver-

ture du col, etc., etc. Par le palper abdominal, la main placée
à plat au-dessus du pubis et procédant avec lenteur et
précaution sentira distinctement l'angle sacro-vertébral, et
de là ramenée en avant pourra facilement explorer les organes contenus dans l'excavation pelvienne. La femme
doit être touchée dans la situation verticale et horizontale.
La première situation permet de juger plus exactement du
degré d'inclinaison et des symptômes accusés par la
malade, tandis que la position horizontale permet de combiner l'emploi du palper hypogastrique avec le toucher
et de saisir l'utérus d'une manière très-exacte, surtout chez
les femmes qui ont fait des enfants et qui ont les parois abdominales souples ; comme si on le tenait en quelque sorte
sur une table (Velpeau). Très-avantageux en effet, le palper
ne saurait être utile chez les vierges, chez lesquelles cependant le toucher peut être pratiqué par le vagin en passant
au-dessus de la membrane hymen, mais en évitant alors de
pénétrer par la partie supérieure et en suivant toujours la
commissure périnéale (Aran), ou bien comme chez les
autres par le rectum en tenant compte de la saillie formée
par le col utérin, saillie qui peut quelquefois en imposer
pour une tumeur pathologique.

2° *Speculum*. — Le speculum peut être d'un secours réel
pour le diagnostic des versions et c'est à tort que quelques
médecins le regardent comme inutile, ou du moins comme
dangereux et exposant à de graves erreurs. Lorsque le col
a sa direction naturelle, ou, en termes plus précis, lorsqu'il n'existe pas de déviation, il est aisé de le saisir en
suivant l'axe du vagin ; dans le cas contraire, s'il met à découvert une partie de l'organe qui devrait échapper à la
vue, il met sur la voie de l'existence de la maladie et permet de constater les diverses complications qui peuvent
exister.

3° *Sonde utérine*. — Employée par Récamier, Huguier,
Simpson, Kiwisch, et répandue en France depuis les tra-

vaux de Debout, et surtout de Valleix, qui la regarde comme
le moyen d'exploration le plus important, celui avec lequel
on approche le plus de la précision mathématique, la sonde
utérine consiste en une tige métallique, modifiée dans sa
forme et sa courbure actuellement très-peu marquée, destinée à être introduite dans l'intérieur de l'utérus. Pour
cette introduction, quelques praticiens introduisent d'a-
bord le speculum : c'est le mode d'agir que j'ai vu employer
et celui auquel j'ai eu le plus souvent recours; mais j'ai
essayé le procédé de Valleix, qui consiste à se priver de
l'usage de cet instrument et se servir du doigt, en faisant
glisser le bec de la sonde sur le doigt indicateur de la
main gauche, dont la pulpe se trouve fixée sur l'ouverture
du col. L'un ne me semble guère plus avantageux que
l'autre. L'instrument, dirigé comme si l'organe était dans
son état normal, on recherche l'orifice de l'utérus, on le
franchit facilement, puis on abaisse légèrement le manche
de l'instrument, de façon à relever son extrémité supérieure, et on continue à le faire pénétrer dans l'intérieur
de la cavité cervico-utérine, en ayant soin de le pousser
avec beaucoup de lenteur et de lui faire exécuter des mouvements de rotation sur lui-même, jusqu'à ce que le sentiment d'une résistance vaincue fasse comprendre qu'on est
parvenu dans la cavité utérine.

Les difficultés inhérentes quelquefois au mode d'introduction de cet instrument, la nécessité d'une exploration
par le doigt et souvent par le speculum, les notions très-
précises obtenues par ces deux derniers moyens ne me font
point partager l'engouement de Valleix pour la sonde utérine et passer par-dessus les inconvénients et les dangers
qu'elle peut offrir, en vue du résultat très-secondaire
qu'elle fournit. Je dois cependant, pour être complet,
mentionner les indices qu'on peut retirer de son emploi, et
c'est ce que je vais faire à propos de chaque déviation et
en particulier des moyens employés pour les reconnaître.

ANTÉVERSION. — Et d'abord pour l'antéversion. Toutes les fois que ce genre de version existe, le doigt, au lieu de rencontrer la lèvre antérieure du col de l'utérus, n'atteint que la face antérieure du corps ; il devient nécessaire de le porter très-fortement en arrière et en haut pour arriver jusqu'à l'orifice du museau de tanche qui regarde la concavité du sacrum. En cherchant à promener l'index dans le cul-de-sac vaginal, on éprouve de la difficulté à passer par derrière le cul-de-sac postérieur ; l'antérieur, au contraire, est large et rempli par une tumeur régulière un peu convexe, se continuant directement avec le col utérin et se dirigeant vers la symphyse pubienne, où elle se termine par une extrémité renflée et arrondie. Le toucher rectal est ici d'une médiocre utilité (1) ; le doigt, introduit dans le rectum, éprouve la sensation d'un corps dur et globuleux, de peu d'étendue qu'il est quelquefois possible de contourner et de circonscrire complétement. Au-dessus de ce corps on trouve un espace vide, au lieu de trouver la face postérieure de la matrice lui faisant suite ; mais on peut suivre sa continuité avec la partie supérieure de cet organe, soit à travers la cloison, soit en imprimant quelque mouvement à l'organe qui se déplace alors par un faible mouvement de bascule. Le speculum fera découvrir la lèvre antérieure du col utérin ; mais dans quelques cas il sera difficile d'apercevoir le museau de tanche. Cet instrument permettra de juger en même temps que de la direction, du volume du col, de l'état de sa surface, de la disposition de son orifice. La sonde utérine devra être portée très-loin vers l'angle sacrovertébral sur le doigt chargé de la conduire. Puis, à l'aide de l'instrument qu'on aura fait pénétrer d'une certaine quantité dans la cavité du col, on ramènera lentement ce dernier dans une direction plus ou moins rapprochée de

(1) Par l'hypogastre on arrive à sentir la tumeur entre les doigts et à reconnaître que c'est l'utérus qui a fait bascule ; il est quelquefois très-facile d'apprécier son volume quelquefois notablement augmenté.

celle qu'il affecte dans l'état normal. Ce premier résultat obtenu, on arrivera sans peine jusqu'au fond de la cavité cervico-utérine, en ayant soin d'exagérer le mouvement d'abaissement qu'il est nécessaire d'imprimer dans le cathétérisme à l'état normal (Valleix).

Rétroversion. — L'examen détaillé que je viens de faire pour l'antéversion, me permettra de glisser plus rapidement sur l'étude des divers symptômes locaux de la version postérieure. Par le toucher vaginal, le col est porté en avant vers la symphyse pubienne et on ne sent facilement que sa lèvre postérieure : le doigt ne peut guère passer dans le cul-de-sac antérieur, mais en revanche le cul-de-sac postérieur est large et rempli par une tumeur ayant les mêmes caractères que celle signalée plus haut; seulement cette dernière se termine du côté du sacrum par une extrémité arrondie et renflée. Par l'hypogastre on sent très-bien que l'utérus est ainsi basculé et le col se trouve quelquefois avec une très-grande netteté (Piachaud). Par le toucher rectal, saillie volumineuse formée par le fond de l'utérus et qu'il est difficile de dépasser. Le speculum met à découvert la face postérieure de l'utérus dans une plus ou moins grande étendue, selon le degré de la déviation. Par la sonde utérine, la lèvre antérieure étant ramenée vers l'axe du vagin, on tournera la concavité de la sonde en arrière, en faisant exécuter à l'instrument non un mouvement de circumduction, mais un simple mouvement de rotation sur son axe. Après cette précaution préalable, on pénétrera dans la cavité utérine en substituant un mouvement d'élévation au mouvement d'abaissement.

Après avoir exposé les résultats physiques fournis par les divers modes d'examen, il me reste à apprécier les divers symptômes signalés par les auteurs, ou fournis par l'observation.

Le début de la maladie n'est pas toujours facile à fixer, à moins qu'il ne soit brusque, instantané et consécutif à un

effort violent, tel que l'action de soulever un lit, un fardeau. Ordinairement il est lent et gradué, tellement est
faible l'action des causes déterminantes sur ces déplacements souvent préparés de longue date. Quelques douleurs
dans les aines, les reins ou les cuisses, une difficulté plus
ou moins grande dans la marche, une extrême fatigue,
quelques troubles de voisinage, de la leucorrhée et des
troubles généraux constituent tous les caractères des versions. Examinons rapidement chacun de ces symptômes.

A. *Douleur*. — La douleur peut occuper divers points,
surtout les cuisses, les aines dans l'antéversion ; les cuisses
plus rarement, les aines et surtout la région sacrée dans la
rétroversion. Les douleurs inguinales dans l'antéversion
seraient rapportées aux ligaments antérieurs, les douleurs
lombaires dans la rétroversion aux ligaments postérieurs,
alors que dans ces derniers cas elle pourrait être expliquée
par le rapport du col de l'utérus avec le sacrum, rapport
duquel il résulte une compression que l'on ne trouve pas
dans la déviation en avant (Valleix). Un point plus ou
moins éloigné : et alors elle peut tenir à une névralgie ou
bien être un caractère du déplacement en arrière, si elle
occupe le côté gauche de la poitrine (Simpson), ou bien
encore l'abdomen, la région lombaire, ou plutôt lombo-
sacrée. Cette douleur, tantôt lancinante aiguë, sous forme
de tiraillements, de pressions plutôt pénibles que vraiment
douloureuses. Dans presque tous les cas, sensation fatigante et pénible du côté du périnée ; les malades sentent
comme un corps lourd qui va s'échapper par la vulve ou
par le rectum (*rétroversion*), d'autres fois sensation de pesanteur très-fatigante pour la marche. Il est à remarquer,
et c'est un caractère très-important à signaler, que ces
phénomènes sont beaucoup plus marqués en général quand
la femme se tient debout que quand elle est dans le repos
ou le décubitus dorsal, quand la matrice offre un volume

plus considérable, comme à l'époque de l'évacuation périodique ou après l'accouchement.

B. *Fatigue.* — Les difficultés de la marche et la fatigue sont un des caractères les plus constants des versions utérines : les malades ne peuvent faire la moindre course sans éprouver une très-grande lassitude ou être obligées de s'arrêter après avoir parcouru une légère distance. Quelques-unes sont obligées de se courber en avant pour marcher et de tenir les mains appliquées sur leur ventre, espérant sans doute trouver dans cette manœuvre quelque soulagement. Ce dernier caractère signalé par Ameline me semblait très-exagéré, lorsque j'ai eu l'occasion de voir une dame dont je relaterai l'observation, et qui, atteinte depuis trois ans d'une simple antéversion qui ne l'avait empêchée de se livrer à aucune fatigue, ne se décida à voir un médecin que lorsque les symptômes eurent pris un degré d'acuité tel que la marche était devenue aussi pénible. Elle marchait avec difficulté, véritablement pliée en deux, et obtint un soulagement immédiat et assez continu depuis, par le décubitus dorsal très-longtemps prolongé et autres moyens dont je m'occuperai plus loin.

C. *Troubles de voisinage.* — Quant aux troubles de voisinage, ils portent sur la vessie ou sur le rectum, mais les auteurs ne sont pas d'accord sur leur fréquence et leur importance relative. M. Lacroix, qui s'occupe surtout de la rétroversion, met en première ligne les accidents vésicaux, tandis que M. Piachaud pense que les désordres du rectum doivent occuper la première place. Ce dernier auteur va jusqu'à dire que non-seulement il n'a jamais vu de rétention complète d'urine, mais qu'elle est même impossible dans l'état de vacuité. Je partage cet avis et crois d'après mes observations que les faits de ce genre cités par les auteurs se rapportent à des cas dans lesquels le produit de la conception avait déjà distendu l'utérus. Le plus souvent, dans l'antéversion surtout, surviennent des troubles dans

la manière dont se fait la miction, des envies fréquentes
d'uriner qui s'expliquent parce qu'une partie de la matrice
vient appuyer sur le col de la vessie et y occasionner des
titillations qui provoquent l'émission des urines (*Obs*. IX, de
Martin de Lyon, Boivin et Dugès, Velpeau). Dans la rétroversion existent aussi des envies fréquentes, un peu de ténesme, mais les symptômes sont moins marqués, et dans aucun cas les urines ne peuvent être retenues dans la partie
supérieure de la vessie par l'aplatissement du col de cet organe occasionné par l'utérus (Desgranges). La rétroversion
est aussi remarquable par une constipation opiniâtre, des
envies fréquentes d'aller à la selle et des efforts violents qui
augmentent la déviation. Plus commune que le trouble précédent et tenant aussi, il faut le dire, à l'habitude de la
femme, la constipation se montre dans l'antéversion, et si
malgré l'assertion d'Ameline, jamais l'antéversion n'amène
la rétention des fèces, elle peut dans certains cas occasionner une pression telle que les fèces, en passant, prennent
une forme aplatie (*Obs*. de M. Piachaud). En résumé, le
ténesme vésical et la constipation sont deux symptômes
communs, quoique variant d'intensité aux versions en avant
ou en arrière.

D. *Leucorrhée*. — La leucorrhée est la compagne habituelle de toutes les déviations, et nous l'avons notée 18 fois
sur 20, soit qu'elle puisse être rapportée à des granulations
du col (Robert), à une phlegmasie catarrhale (Dubois), à
l'engorgement qui accompagne la version, soit à une diathèse quelconque, soit enfin que ce soit un symptôme inhé-
rent au déplacement, comme le prouvent les faits où elle
existe avec la version simple où elle est survenue, immédiatement après le changement de situation et alors qu'elle ne
saurait être rapportée à aucune cause locale ou générale.

E. *Menstruation*. — Quant aux fonctions dévolues à l'organe utérin, dans la plupart des cas d'antéversion j'ai noté
comme M. Valleix la menstruation régulière. Chez la plu-

part des femmes de notre service atteintes de ce déplacement la menstruation arrivait sans symptômes précurseurs, sans fatigue, et les retards notés pouvaient être rapportés avec plus de raison au changement d'habitude et à la continence à laquelle elles étaient soumises. Variable aussi par suite de conditions générales telles qu'état chlorotique, hyperesthésie, congestion trop forte, mais surtout état nerveux et hystérie, l'approche des règles a pu être douloureuse chez quelques-unes de mes malades en ville ; mais dans aucun cas l'antéversion, à moins d'une extrême exagération, ne saurait en être responsable. La rétroversion, au dire de M. Valleix, s'accompagnerait plus souvent de troubles de la menstruation, mais je ne saurais comprendre l'influence mécanique du col en avant : je n'ai jamais remarqué de faits semblables et je pense que dans ces circonstances le médecin de la Pitié s'est peu préoccupé de l'état général ou des complications qui pouvaient expliquer ces perturbations.

F. *Stérilité.* — Une question se présente lorsqu'il s'agit de fonctions : les versions sont-elles une cause de stérilité ? Certaines observations contenues dans la thèse de M. Ameline, dans l'ouvrage de M. Boivin et Dugès (*Obs.* I, art. 2); l'opinion de Simpson qui a inventé pour combattre la stérilité des instruments spéciaux (pessaire dilatateur), de Mondat (1) qui a préconisé son *métrastère*, les résultats statistiques de M. Valleix de 12 femmes sur 17 qui, atteintes d'antéversions après avoir mis au monde un premier enfant, sont restées infécondes pendant plusieurs années et jusqu'après guérison ; le témoignage de M. Velpeau qui a vu, chez des personnes qui n'avaient jamais eu d'enfants, la conception s'opérer à la faveur d'un redressement momentané de l'utérus ; un fait analogue et bien authentique puisé dans

____

(1) *De la stérilité de l'homme et de la femme et des moyens d'y remédier.*

la pratique de mon excellent maître (1) me semblent devoir faire résoudre la question par l'affirmative. Dans la discussion de 1854, elle a été de nouveau soulevée, et M. Depaul ne reconnaissant aux déviations une influence marquée qu'alors qu'elles sont considérables, très-anciennes et peut-être même congénitales, attribue la stérilité dans les cas cités à quelqu'une des complications qui accompagnent si fréquemment les versions, à l'inflammation par exemple de la cavité du corps, du col ou des trompes, ou bien à la nature particulière des liquides sécrétés par une muqueuse malade. Dans les cas compliqués auxquels il vient d'être fait allusion, il est bien difficile de savoir ce qui appartient à la déviation ou aux autres circonstances qui l'accompagnent ; mais il arrive assez souvent que la stérilité accompagne une version sans complication, pour qu'il soit permis de conclure que ce genre de lésion utérine a une influence bien marquée. Plusieurs des femmes observées par nous à l'hôpital et qui étaient porteurs d'une anté ou rétroversion, étaient restées complétement infécondes, et deux d'entre elles surtout qui avaient fait un enfant et avaient vu, à la suite d'une imprudence après l'accouchement, survenir des troubles tels que pesanteurs, douleurs de reins, etc., etc., n'avaient jamais pu depuis redevenir grosses malgré de nombreuses tentatives.

OBSERVATION III. — A l'appui de ces faits j'emprunte l'observation suivante à M. Estor. Une femme de 28 ans, forte et bien constituée, à la suite d'un accouchement laborieux éprouve une antéversion de la matrice dont elle présente encore tous les symptômes ; mais ce qu'il y a de remarquable c'est qu'à quatre reprises l'utérus a été remis dans sa position normale par des praticiens de cette ville. Immédiatement après chaque opération, cette femme est devenue enceinte, tandis qu'elle sait parfaitement qu'une fois

(1) M. le docteur Broussonnet, professeur agrégé de notre école et médecin en chef de l'hôpital général.

que le déplacement est reproduit, ce qui ne tarde pas, elle
peut se livrer impunément au coït.

Dans son excellent travail sur le redressement de l'u-
térus, M. Avrard cite des faits analogues et très-probants
qu'il désigne sous le nom de stérilité intermittente. Tous
ces faits, ceux que j'ai observés m'amènent à établir que
la stérilité peut être la conséquence de la version : je dis
peut et non pas doit, car la conception s'effectue quelquefois malgré le déplacement, soit qu'il soit moins considérable, soit *a vario coïtus modo*, (Avrard) soit par toute autre
circonstance difficile à apprécier.

G. *Troubles généraux*. — A côté des troubles locaux
physiques et fonctionnels, je m'empresse de noter le retentissement des déviations utérines sur l'économie entière et
les manifestations diverses auxquelles donne lieu la puissance des nombreuses irradiations sympathiques de cet organe. Les organes digestifs se ressentent ordinairement les
premiers de la secousse imprimée à tout l'organisme, et on
observe les symptômes qui signalent le plus souvent la présence d'une gastralgie; l'appétit diminué ou aboli dans
certains cas est d'autres fois irrégulier et capricieux; les di-
gestions se font d'abord avec peine, s'accompagnant d'un
sentiment de fatigue d'une douleur à l'estomac quelquefois
continuelle; il peut survenir des nausées, des vomissements, des crampes, des faiblesses, des aigreurs, quelquefois de la tympanite (Piachaud). Ces désordres peuvent
avoir de graves conséquences; les malades tombent dans
un amaigrissement extrême qui augmente le sentiment de
fatigue, de répugnance invincible pour le mouvement et la
marche, et bientôt se déclarent une série de symptômes
nerveux parmi lesquels dominent surtout ceux de la chlorose ou de la chloro-anémie que j'ai observée d'ailleurs
chez presque toutes mes malades. Les femmes accusent
encore parfois des douleurs sympathiques sur des points

éloignés, douleurs souvent fort vives qui peuvent par l'état d'étiolement qu'elles amènent avoir des dangers réels. Cet état plonge les malades dans la tristesse ; l'irritabilité vitale amène des modifications analogues de l'état moral, le caractère se modifie, devient insupportable, inquiet, chagrin, morose et susceptible. La céphalalgie, la migraine, les ennuis, l'inquiétude, les malaises, les vapeurs, les palpitations, les pandiculations, les étouffements, l'oppression, les attaques de nerfs, d'hystérie, les défaillances, la syncope, deviennent les manifestations les plus ordinaires de cette perturbation du système. Ces troubles, comme tous ceux que nous venons de signaler, peuvent préexister à la déviation ; mais alors ils sont singulièrement augmentés, exaspérés pendant la maladie, et à part les faits nombreux qui permettent de constater cette exagération, je vois dans la thèse de M. Piachaud, une observation dans laquelle les accidents hystériques qui existaient sans convulsion avant la déviation, prennent après l'apparition de la déviation la forme convulsive et présentent des accès beaucoup plus fréquents. Ces accès sont alors une complication fâcheuse parce qu'ils augmentent le déplacement par les contractions violentes, les convulsions dont ils s'accompagnent.

Tous les accidents que je viens d'énumérer ne se montrent point à tous les âges de la version et exigent pour leur production : l'exquise sensibilité, l'excès de vitalité qui distingue l'utérus pendant sa vie active, pendant la période dans laquelle la femme est susceptible de devenir mère. Pendant l'enfance ou après la ménopause, ils ne se montrent pas ou disparaissent non point comme cherche à l'expliquer M. Valleix, parce que l'utérus atrophié se rapproche peut-être plus facilement de la direction normale, ou bien parce que, les organes étant moins fortement comprimés, la déviation tout en persistant ne détermine plus aucune douleur. Cette explication locale et mécanique, pas plus que celle de M. Chassaignac qui l'attribue à l'immobilité de l'utérus, produite par l'embonpoint que les personnes prennent en vieillissant, ne me semble rendre une raison bien exacte du phénomène. Les symptômes généraux ne paraissent point ou cessent parce que l'organe, objet plus tard ou auparavant des forces spéciales de l'organisme, se trouve de nouveau plongé dans le silence des fonctions végétatives et parce que les accidents augmentés par la fluxion périodique, qui se faisait sur l'utérus à chaque époque menstruelle, ne sont plus provoqués, entretenus par ces excitations passagères. Plus de vie propre, plus de mouvement fluxionnaire et par conséquent absence de réaction générale et locale.

Mais ces accidents généraux propres à toutes les maladies de l'utérus et rapportés depuis quelques années à une lésion de l'organe, telle que inflammation chronique, ulcération du col, engorgement, et pendant la discussion de 1854 aux déviations, peuvent, ai-je dit, exister en dehors de toute manifestation locale et se présenter alors même que l'examen physique démontre une intégrité complète. Ils ne suffiraient donc pas à eux seuls pour caractériser les déviations et en tant que caractères communs à la pathologie de l'utérus, il faut d'abord examiner s'ils ne tiennent pas à l'influence de quelque diathèse qui peut les produire, soit en amenant secondairement et comme effet l'apparition d'un de ces états locaux regardés comme causes, soit en laissant à l'organe sa forme et sa situation normales. Les diathèses nerveuse, lymphatique ou strumeuse, syphilitique, dartreuse, rhumatismale, goutteuse, hémorrhoïdale, peuvent engendrer les divers accidents attribués aux lésions utérines, lésions qui, lorsqu'elles existent réellement, deviennent ainsi purement secondaires.

Dans les cas où ces lésions existent, il faut encore tenir compte de la sensibilité particulière de la femme, de l'influence de son imagination, de son tempérament, etc., etc.

Telle femme pourra être longtemps porteur d'une déviation utérine sans que celle-ci se traduise par aucun symptôme local ou général, alors qu'avec le même degré elle se révélera chez d'autres par la prédominance bien marquée de tel ou tel ordre de symptômes. D'un caractère triste et porté à l'exagération, telle femme devenue hypocondriaque par suite d'une légère souffrance de l'organe, tendra à exagérer ses souffrances, à énumérer des symptômes plus ou moins fictifs et imaginaires, qui induiront le médecin en erreur alors qu'il suffit d'un examen local et de la cessation de la cause du même genre pour voir disparaître tous les accidents nerveux, produits par cette espèce de monomanie. A ce propos, M. Gibert cite l'observation d'une dame qui par le seul fait de l'action passagère d'un pessaire astringent (orange verte) qu'elle ne conserva en place que pendant 4 à 5 jours, vit cesser les douleurs qu'elle éprouvait et notamment un écoulement de sang presque habituel et qui lui causait les plus vives inquiétudes (1). Dans un cas de ce genre, je suis disposé à attribuer avec M. Gibert la cessation de l'état maladif à la réaction morale, qui s'opéra par suite du retour du calme de l'imagination qui cessa d'être fixée d'une manière constante et habituelle sur l'utérus.

Négligeant dans l'étude du problème l'appréciation de ces circonstances et d'autres que j'ai déjà signalées, préoccupés exclusivement du simple état local, les auteurs ont voulu toujours lui rapporter presque exclusivement tous les accidents que je viens d'énumérer ; mais alors pourquoi refuser aux déviations ce qu'ils accordent si généreusement aux autres formes locales. La douleur et le sentiment de pesanteur qui vont à leur tour solliciter la réaction sympathique de l'organisme ont été attribués par chaque auteur en particulier à une seule cause, et c'est par cet

____

(1) Gibert, *Académie de méd.*, Discuss. 1854.

exclusivisme qu'ils ont, à mon avis, empêché la seule explication possible des accidents divers que peuvent produire les versions, accidents bien établis par l'observation, l'étiologie, la symptomatologie, le traitement, quoique se manifestant bien plus rarement qu'on a voulu le supposer dans les versions exemptes de toute complication.

Au lieu d'attribuer la douleur et la pesanteur exclusivement aux granulations et exulcérations du col (Émery); à la métrite chronique et à l'engorgement (Lisfranc, discussion de 1849); à la phlegmasie catarrhale (Dubois 1849); à la névralgie (Dubois 1854); à un degré plus ou moins grand d'inclinaison (Huguier); à diverses autres complications inflammatoires ou autres; à la pesanteur (Gaillard); à la pression (Valleix); au ballottement (Chassaignac); à la déviation (Velpeau); à l'abaissement (Debout); à un état rhumatismal (Raciborski); j'estime que ces accidents peuvent reconnaître pour cause chacun des motifs que je viens d'énumérer, mais que c'est faute de les avoir séparés en groupes distincts, faute d'avoir su profiter des avantages et des résultats de l'analyse clinique, faute de se placer à un point de vue plus élevé que chaque auteur les a diversement et uniquement expliqués.

Je ne reviendrai point sur chacune de ces explications ni sur celle des opinions produites à l'Académie et que j'ai déjà mentionnées; je veux dire seulement un mot de celles qui se sont présentées en dehors de la discussion. M. Gaillard, de Poitiers, a communiqué à cette assemblée un long mémoire sur la sensation de pesanteur qui accompagne si souvent les affections utérines. Il combat, à l'instar de M. Dubois, l'opinion qui fait siéger cette douleur dans les ligaments tiraillés, la compression des nerfs ou des organes voisins et cherche à établir que dans la chute de l'utérus, lorsque l'organe vient faire saillie au dehors de l'anneau vulvaire, les malades ne se plaignent pas de ce sentiment de pesanteur, qui dans ce cas devrait être aussi intense que possible. M. Gaillard arrive ensuite à cette conclusion : que les conditions anatomiques du sentiment de pesanteur sont dues à l'irritation, l'état fluxionnaire du système vasculaire, les liquides agissant par leur poids sur les parois sensibles des vaisseaux malades. Cette pesanteur, il va sans dire, est en raison de la fluxion vasculaire ; elle s'amende avec elle, reparaît avec elle, continue avec elle (1).

C'est pousser, on le voit, un peu loin l'amour des localisations et je ne sache pas que cette opinion ait pu trouver de nombreux partisans dans les cas surtout où l'utérus est dévié brusquement et sans lésion matérielle aucune. M. Valleix rapporte la douleur à la pression exercée par le col de l'utérus sur les organes voisins; mais cette pression ne saurait déterminer de douleur que tout autant que les organes avec lesquels l'utérus est en contact seraient le siége d'une phlegmasie ou que le corps de l'utérus dans la rétroversion, le col dans l'antéversion seraient le siége d'un engorgement ou d'une irritation marquée. Cette explication plausible dans certains cas ne saurait être appliquée à tous indistinctement. M. Debout dans un rapport lu à la Société de chirurgie, sur un nouveau mémoire de M. Piachaud, attribue à l'abaissement tous les accidents et regarde le pessaire intra-utérin comme un pessaire qui agit en relevant l'utérus. Cette opinion a certainement une grande valeur, et rapprochée de celle de M. Chassaignac dont je vais m'occuper, elle peut rendre compte de bien des phénomènes. Quant à M. Raciborski, les déviations à l'état de vacuité n'ont pas la moindre action nuisible et ne nécessitent aucune espèce de traitement. Les souffrances accusées par le malade ont une origine rhumatismale et les tentatives de réduction, les fatigues souvent répétées de l'exploration et d'applications irritantes ne peuvent qu'aggraver cet état. Après avoir seulement mentionné sans la réfuter cette opi-

(1) Gaillard, *Gazette méd. de Paris*, avril 1854.

nion par trop exagérée, j'arrive à l'explication de M. Chassaignac sur laquelle j'ai déjà appelé l'attention de l'Académie. M. Chassaignac, ai-je dit, prétend que les douleurs ne sont pas dues au vice de position ou de forme de l'utérus, au seul fait de la déviation, mais aux mouvements, aux secousses que subit l'utérus ainsi déformé ou dévié. Déjà signalé et entrevu par M. Dubois, confirmé par les recherches de M. Gosselin, le ballottement utérin ou la mobilité anormale produit par deux éléments, l'un anatomique, la version, l'autre physiologique, la locomotion qui occasionne des secousses à l'organe dévié, expliquerait la plupart des accidents douloureux que nous avons signalés, explication qui serait confirmée et par le traitement *criterium* auquel nous devons tout rapporter et par la cessation des accidents soit dans le décubitus dorsal, l'utérus étant ainsi fixé, soit dans les déplacements avec adhérences ou accompagnés de tumeurs volumineuses qui empêchent la mobilité de l'organe dévié de se produire.

J'admets, pour ma part, la mobilité comme jouant un très-grand rôle dans la production des accidents ; mais je ne saurais, malgré toute la valeur que j'accorde à ce phénomène, le regarder comme la cause seule et unique et faire bon marché des diverses complications qui peuvent accompagner les versions et produire ou entretenir les accidents signalés. Partant de ce point de vue, je diviserai volontiers, soit quant aux symptômes, soit quant au traitement, les versions en versions simples ou compliquées les unes et les autres avec ou sans le phénomène de mobilité.

1° *Versions simples.* — Ainsi que je l'ai dit en commençant, on rencontre un assez grand nombre de versions sans que les femmes qui en sont atteintes se doutent de leur présence. Cette innocuité que j'ai souvent observée dans le service de l'hôpital et dont j'ai ailleurs (1) communiqué

____

(1) *Loc. cit.* (*Revue thérap. du Midi.*) 1854.

plusieurs observations, peut tenir au genre particulier de sensibilité de la femme et de ses organes génitaux ; mais aussi, comme je m'en suis assuré depuis que mon attention a été fixée sur ce point, à l'absence de la mobilité et de toute complication. Les déplacements simples peuvent cependant, lorsqu'ils sont portés à un degré considérable par suite de la traction qu'ils exercent sur les ligaments auxquels je suis loin de refuser toute sensibilité, la pression sur les organes voisins, l'abaissement, occasionner des douleurs dans les aines, rendre la marche pénible, fatigante. Mais ces cas ne sont pas communs, et il est de ces versions comme des tumeurs fibreuses qui occupent tout le vagin sans occasionner de douleurs ; elles passent inaperçues grâce au peu de sensibilité de la femme, à l'espèce d'anesthésie dont sont frappés les organes génitaux par des circonstances diverses, différence qu'il est facile d'établir et de constater chez les filles soumises des dispensaires, et les malades de la pratique civile.

OBSERVATION IV. — Madame V..., femme très-forte, tempérament lymphatico-sanguin, 20 ans, un accouchement et une fausse couche, entre à l'hôpital pour des symptômes vénériens, antéversion considérable et presque complète de l'utérus; écoulement purulent; point de douleur ni de gêne ; n'accuse aucun des symptômes signalés malgré l'existence d'un accident qui date certainement de quelques années. Le cathétérisme et le redresseur utérin sont appliqués chez elle sans souffrance ni inconvénient aucun.

Ces exemples qu'il me serait facile de multiplier et qui n'ont point échappé à l'attention de tous les praticiens, doivent être tenus en ligne de compte lorsque ces mêmes déplacements s'accompagnent de mobilité, parce que ce phénomène retentira d'autant plus énergiquement que la femme sera plus prédisposée. Lorsque, à la suite d'un effort ou de causes signalées, l'utérus s'est déplacé et assez con-

sidérablement pour que, libre dans l'excavation pelvienne,
il suive les divers mouvements du corps, il est facile de
comprendre qu'il en résulte une distension douloureuse
des ligaments, une pesanteur dans le bassin et sur le périnée, des douleurs lombaires, de la fatigue dans la marche et retentissement sur l'économie entière.

La mobilité, je le répète, ne saurait rendre compte
de tous les phénomènes et il ne faudrait pas, comme
M. Chassaignac, la regarder toujours comme la cause unique et par excellence des accidents observés. Ces accidents
peuvent trouver leur raison d'être dans les diverses complications dont la déviation peut être l'objet.

2° *Versions compliquées.* — Les versions sont compliquées
ou compliquent à leur tour les engorgements du corps et du
col, les catarrhes de l'utérus, la névralgie de cet organe, les
granulations, excoriations et ulcérations du col, etc., etc.,
quelquefois les polypes ou les tumeurs fibreuses ; mais dans
ce dernier cas la déviation n'est que secondaire, et je ne
m'occuperai que des autres. De toutes les complications
la plus fréquente est l'engorgement du corps résultant
d'une métrite chronique, d'une simple congestion, d'une
hypertrophie, amenant tantôt une insensibilité complète
ou telle que la palpation, la percussion, le contact, peuvent être opérés sans souffrances aucunes, tantôt une véritable hyperesthésie.

L'engorgement est le fait principal, la déviation le phénomène secondaire. Et c'est au premier de ces états qu'il
faut s'adresser pour trouver la cause des phénomènes
morbides qu'on observe. Même considération pour toutes
les autres complications qu'il faut savoir distinguer, ana-
lyser au point de vue de leur influence en tenant compte
de la mobilité qui peut aussi jouer un grand rôle dans ce
cas et augmenter, provoquer, et entretenir des souffrances
que la cessation de cet épiphénomène ou l'immobilité de
l'organe feraient cesser complétement.

4. — Marche. — Durée. — Terminaison.

Les inclinaisons de la matrice se développent ordinairement d'une manière lente. L'époque de leur début est difficile à fixer, et si quelquefois on parvient à reconnaître la
cause qui les a fait naître, on voit que les accidents ont
mis un temps plus ou moins long à se développer jusqu'au
moment où ils présentent assez d'inconvénients pour que
la malade aille consulter un médecin et que celui-ci puisse
reconnaître l'existence non douteuse de la déviation. Au
contraire et dans d'autres circonstances l'inclinaison se fait
complétement et en un seul instant, ce qui dépend de l'intensité de la cause déterminante et de l'état de prédisposition dans lequel se trouvait l'utérus. Cette dernière forme
s'accompagne immédiatement des symptômes locaux ordinaires.

Cette distinction de l'action des causes prédisposantes
et occasionnelles vient à l'appui de l'influence de la mobilité, car tant que la déviation n'est pas complète, que,
sous l'influence des causes prédisposantes à marche lente,
l'utérus n'est pas tout à fait mobile dans la cavité utérine,
il y a absence complète de symptômes. L'inclinaison au
contraire est-elle complète, l'utérus rendu mobile, aussitôt se développent les symptômes aigus. Dans ces cas d'inclinaison brusque pas de complication, d'engorgement, de
phlegmasie, mais mobilité, ballottement de l'organe, frottement douloureux. Les exemples de ce genre ne sont pas
rares et il n'est point de praticien qui n'ait eu occasion
d'en observer chez les accouchées qui se lèvent et mar-
chent avant que l'utérus ait repris ses dimensions normales. Dugès cite un cas analogue dans lequel une forte secousse avec pression sur l'abdomen produisit immédiatement une rétroversion ; même rapidité chez une dame
qui portait un prolapsus de l'utérus ; on le réduisit facile-

ment, mais la déviation s'effectua aussitôt. (Observation de Moreau en soulevant un poids, etc., etc.)

Les inclinaisons suivent une marche croissante ou tout au moins continue, et si la maladie reste quelquefois stationnaire, elle ne tend pas naturellement à s'amender. Il peut bien se manifester des améliorations passagères toutes les fois que les malades ont été exposées à moins de fatigue, qu'elles ont gardé le repos au lit et se sont soumises à un meilleur régime ; mais par contre, les souffrances sont augmentées à chaque époque menstruelle ou par les complications, la fatigue, les exercices violents, le coït répété trop fréquemment.

La terminaison peut avoir lieu par le redressement de l'organe, ce qui n'a jamais lieu spontanément parce que les causes qui ont amené cette direction vicieuse continuent à agir. Il faut une puissance qui lui vienne en aide pour lutter contre ce concours de forces qui le dépriment ; cette puissance pourra être une grossesse, les moyens mécaniques, la contraction plus énergique des ligaments, une augmentation de tonicité, etc., etc. L'inclinaison ne disparaît pas toujours, ai-je dit, à l'âge critique ; mais l'atrophie de l'utérus et la perte de sa vie propre rendent la déviation complétement innocente. Quelquefois elles se transforment les unes dans les autres. Hervez de Chegoin, Demarquay citent des cas d'antéversion bien constatée faisant place à une rétroversion non douteuse aussi. Quant aux causes de ces transformations qu'il ne m'a jamais été donné d'observer, elles résideraient, d'après Valleix, dans la distension progressive de la vessie et du rectum. L'axe de l'utérus soulevé peu à peu par la vessie prend une direction verticale qu'il ne tarde pas à dépasser, l'antéversion s'est changée en rétroversion ; le rectum peut à son tour agir de la même manière et ramener la déviation à son type primitif.

Les versions ne se terminent point par la mort, et les quelques résultats d'anatomie pathologique recueillis l'ont été à la suite de maladies accidentelles. L'utérus a été trouvé complétement couché sur la vessie (Levret, Désormeaux et P. Dubois), ou bien l'utérus fortement porté en arrière (Robert), ou bien traces d'inflammation de la vessie et du rectum, du vagin ; engorgement de la matrice, de son corps, de son col, vaisseaux des ligaments larges tortueux et engorgés (Morgagni, Levret).

5. — Diagnostic et pronostic.

Le diagnostic de l'anté, retro et latéroversion en tant que diagnostic local n'est certainement pas difficile, et grâce aux nombreux moyens d'exploration que nous possédons, on ne peut plus confondre l'engorgement avec la déviation, comme l'a prétendu M. Velpeau. L'attention appelée sur ce point doit mettre à l'abri de l'erreur. Les symptômes généraux qui accompagnent ou suivent l'existence de la maladie et qui fixent quelquefois toute l'attention du malade peuvent être, au contraire, comme l'a démontré Lisfranc à propos de la métrite chronique et de l'engorgement, une source inépuisable de fautes. Les diverses circonstances invoquées, les phénomènes accusés peuvent faire négliger au médecin l'étude de la véritable cause et l'engager à traiter une prétendue gastralgie, une céphalée opiniâtre. La chlorose, la diathèse prédominante, certaine névropathie, etc., etc. ; les douleurs d'estomac, ce symptôme habituel des maladies de l'utérus, pourront bien éveiller son attention ; mais ce n'est que par une étude raisonnée des commémoratifs, du début de la maladie, des circonstances qui l'ont précédée ou accompagnée, de la difficulté ou de la possibilité de la menstruation, du siége et du caractère des douleurs abdominales ou lombaires, de la leucorrhée, du sentiment de pesanteur, de fatigue, etc., etc., que le médecin pourra entrevoir la possibilité d'une lésion de situation de l'organe, et soumettre la malade à un examen qui lui permettra de reconnaître sinon dans tous les cas la cause première du mal, du moins celle qui l'entretient, le prolonge et par sa persistance ou son existence amène l'état morbide pour lequel il est consulté. Certaines femmes, ai-je dit, portent sans souffrance aucune des déviations utérines ; la présence d'une leucorrhée abondante peut alors mettre sur la voie du diagnostic ; mais le diagnostic est ici une affaire de simple curiosité, et il faut laisser ces femmes qui ont alors plutôt une véritable infirmité qu'une maladie et chez lesquelles le traitement n'a point véritablement de raison d'être. D'autres, par un sentiment de pudeur mal entendue, s'abstiennent de raconter à l'homme de l'art tout ce qui pourrait éclairer son diagnostic d'une manière efficace, répondant avec embarras, réticence, aux questions adressées et se refusant à toute espèce d'examen propre à fournir une solution ; vis-à-vis de ce genre de malades dont l'espèce, il faut le dire, diminue de plus en plus, tout traitement ne peut être employé qu'en pure perte, et la thérapeutique adressée à un état général que l'on soupçonne peut bien amener une amélioration, mais ne saurait tourner, dans quelques cas, qu'au désavantage de la malade lorsque la cause locale qui est devenue à son tour cause puissante existera. Dans des conditions opposées le médecin devra tenir compte des symptômes généraux et surtout des symptômes fonctionnels qui peuvent constituer de véritables signes rationnels et puis procéder à une exploration par le toucher ou par le speculum qui lui permettra d'assurer son opinion d'une manière complète et par des signes sensibles.

Signes rationnels. — Les symptômes généraux peuvent simuler une gastralgie, une chlorose, diverses névropathies, une péritonite, un épuisement causé par une maladie des voies digestives (Bazin), une maladie de cœur, du foie, des reins, des poumons, différentes névralgies, l'hystérie, etc., etc. Les symptômes fonctionnels dont s'accompagnent ces divers états, et que je vais passer en revue, mettraient quelquefois à l'abri de l'erreur et feraient reconnaître la cause de la prétendue maladie ; mais il faudra toujours en venir à un examen direct. Parmi ces troubles fonctionnels, la difficulté de la miction accompagnée de douleurs dans les aines, les reins, de pesanteur vers le sacrum doit faire croire à l'existence d'une déviation ; mais ce symptôme du côté de l'organe urinaire peut manquer parce que le col de l'utérus oblique à droite ou à gauche ne correspond pas au col vésical (Martin, *Obs.* XI), ou bien parce que la maladie arrivée à un état plus avancé, dans la rétroversion par exemple, l'utérus s'est précipité dans l'excavation et constitue alors une rétroflexion, le col regardant en bas et quelquefois même au centre du vagin. Si d'un autre côté il y a obstacle au cours des urines, quoique l'utérus ait été réduit, on peut supposer qu'il y a maladie de la vessie ; mais le plus souvent l'accident s'est reproduit par l'accumulation des urines dans leur réservoir.

La cystite peut être la source d'un erreur de diagnostic par les douleurs qu'elle provoque et les difficultés qu'elle apporte à la miction. Dans les cas d'antéversion après avoir ramené l'utérus à l'état normal, on verra la douleur persister sous l'influence de pressions exercées au niveau du col de la vessie ; les urines contiennent aussi alors du pus ou du muco-pus. Enfin s'arrêtant à un examen superficiel on peut croire qu'il y a un rétrécissement du canal de l'urètre ou bien une paralysie de la vessie si la malade urine par regorgement. La malade peut même rendre des graviers, l'on peut croire à l'existence d'une pierre (Fournier), et tout le monde connaît le fait de Levret dans lequel l'existence d'une antéversion fit croire à la présence d'un calcul urinaire enchâtonné dans la vessie. L'erreur motiva la lithotomie qui fut mortelle. Dans des cas de ce genre la tumeur que forme dans la vessie le fond de la matrice n'a certainement pas la dureté d'un calcul, et la sonde ne fait percevoir que le choc d'un corps résistant, mais non d'un corps sec et pierreux. Dans tous les cas le cathétérisme de la vessie, combiné avec le toucher vaginal, suffit à dissiper toute incertitude ; mais on pourrait encore suivre le conseil de M. Malgaigne, pratiquer simultanément le cathétérisme vésical et le toucher par le rectum. Si entre le doigt et la sonde, on trouve l'épaisseur normale de la matrice, il n'y a pas déviation ; si on sent l'interposition d'un corps dur, il y a lieu de penser qu'il existe réellement un calcul ; ce calcul peut être saisi entre la sonde et le doigt auquel on fait contourner l'un des côtés du col utérin ; si un intervalle considérable sépare la sonde du doigt et du corps qui fait saillie dans le rectum, cet intervalle qui mesure l'axe longitudinal de l'utérus annonce un renversement. Lisfranc conseillait de joindre l'auscultation au cathétérisme ; mais ce moyen est insuffisant si on a lieu de supposer l'existence d'un calcul enchâtonné.

Les troubles de la vessie, quelquefois causes d'erreurs, ne sauraient dans aucun cas établir d'une manière certaine l'existence de la déviation ; il en est de même des troubles du côté du rectum. La constipation indiquée comme signe caractéristique manque souvent, et peut appartenir à toute autre maladie : la dyspepsie par exemple. Le fond de l'utérus est assez souvent incliné à droite et alors le rectum n'est pas comprimé ; dans d'autres cas l'utérus est précipité dans l'excavation du bassin élargi par la concavité du sacrum et il y a encore absence de constipation. Les difficultés de la défécation peuvent à leur tour induire en erreur et faire supposer une maladie du tube digestif, surtout lorsque la malade a des dégoûts, de l'inappétence, des nausées, etc., etc.

Du côté de l'utérus l'absence de toute conception ou de conception postérieure à un accouchement peut bien mettre sur la voie, mais la stérilité tient à des causes si diverses et si nombreuses que ce ne sera que sur la demande de la femme, qu'en présence de ce seul signe, le médecin devra procéder à un examen direct. L'hémorrhagie quelquefois accompagne la rétroversion ou l'antéversion et donne lieu à l'erreur ; la perte de sang appelle toute l'attention du médecin, la déviation reste ignorée. Cette méprise que le toucher peut faire éviter, a été commise par deux médecins sur une femme qui réclama plus tard les soins de Brunninghausen, fait rapporté par lui dans le Journal de Siebold (année 1819).

Les douleurs des reins, le sentiment de pesanteur, la difficulté dans la marche, la fatigue extrême, constituent aussi tout autant de signes rationnels ; mais je les laisse de côté pour établir leur valeur à propos du diagnostic différentiel des complications et j'arrive aux signes sensibles.

Signes sensibles. — J'ai déjà insisté sur les moyens qui permettent de les percevoir d'une manière satisfaisante : le toucher combiné avec le palper hypogastrique, le toucher rectal, le speculum, la sonde utérine. Le toucher combiné avec le palper hypogastrique permettra de constater facilement l'existence de la déviation, et de plus il sera aisé de déterminer à quelle variété on a affaire au moyen des signes sur lesquels je n'ai pas à revenir. Le toucher peut aussi quelquefois permettre de reconnaître la cause de la déviation, l'existence d'un phlegmon chronique, du ligament large (Piachaud), les adhérences anormales entre l'utérus et les parties voisines, adhérences dont on supposera l'existence lorsque l'utérus sera irréductible sans autres causes connues et que l'étude des antécédents pourra faire admettre une inflammation antérieure.

Le toucher par le rectum, à part la résistance à combattre chez la plupart des femmes, n'éclaire pas toujours d'une manière bien nette le diagnostic. On a pris pour une tumeur du rectum lui-même la portion du col utérin qui dans l'anté-

version prédomine vers l'intérieur de cet organe. Cette confusion qui indique peu de tact et d'habitude, aurait pu être
évitée en imprimant quelque mouvement à la tumeur ou en
pratiquant le toucher vaginal. La tête engagée dans l'excavation a pu être cause d'erreur en touchant par le rectum, et
peut-on d'ailleurs recommander trop de précaution quand
on voit des praticiens, comme Martin de Lyon, prendre
l'utérus lui-même pour le col volumineux et tuméfié.

Le speculum, en découvrant telle ou telle partie de l'u-
térus, met sur la voie du diagnostic alors qu'il permet de
constater l'état de la surface de l'organe, détail important
pour le diagnostic différentiel des complications.

Combinée avec le toucher, l'introduction de la sonde ap-
prendra s'il existe des tumeurs et si ces tumeurs ont déplacé l'utérus, si les tissus qui avoisinent l'utérus sont
sains ou malades, s'ils présentent leur laxité naturelle ou
une rigidité anormale; elle permettra de circonscrire
exactement le col de l'utérus et d'apprécier avec plus de
précision l'épaisseur de ses parois. Au moyen de mouvements méthodiques communiqués à la sonde on jugera du
degré de résistance qu'opposeront à la guérison les adhérences possibles de l'organe dévié avec les parties voisines, ainsi que les changements survenus dans l'état des
annexes et du tissu cellulaire périphérique.

De tous ces signes sensibles, le toucher seul ou combiné
avec le palper hypogastrique reste le moyen par excellence
dans le cas de déviation simple; mais dans les cas de complication ou d'adhérences ou de tumeurs voisines, les autres moyens ont un degré d'importance qu'on ne saurait
méconnaître.

Diagnostic différentiel. — M. Huguier distingue dans les
maladies de l'appareil sexuel cinq variétés principales de
douleurs : la douleur purement nerveuse ou névralgique,
qui est très-mobile et qui peut siéger sur les différents
points de l'appareil ; la douleur utérine proprement dite,

qui siége dans l'utérus et qui est un caractère de ses in-flammations; celle de ses annexes; celle des parties qui sont en rapport immédiat avec lui; et la douleur sympa-thique qui irradie sur les organes avec lesquels il a des connexions vasculaires et nerveuses que la malade soit au repos ou en exercice, dans le calme des organes ou dans l'acte sexuel. La douleur utérine manque soit spontanément, soit qu'on touche, palpe ou cathétérise l'utérus dans les cas de version; ce que les malades éprouvent, c'est une douleur de voisinage et de sympathie provoquée par la pression, le tiraillement, les frottements qu'exerce l'utérus dé-placé sur les parties voisines. Dans l'antéversion, sentiment de poids, de gêne, de souffrance, de malaise sur la base de la vessie sur le col de cet organe derrière le pubis. Dans la rétroversion les mêmes troubles de sensibilité se font sentir sur le rectum, vers la base du sacrum ou vers la pointe de cet os, au niveau de l'articulation sacro-coccy-gienne. MM. Malgaigne et Velpeau attribuent encore comme signes particuliers à cette douleur, la cessation complète lors du repos ou du décubitus dorsal : « La manière dont une femme supporte la ceinture hypogastrique et l'effet que produit chez elle le repos avec le décubitus suffisent pour établir le diagnostic; l'application d'un bandage re-dresseur et le repos au lit font-ils cesser les douleurs, c'est à une déviation qu'on a affaire. » M. Robert ne croit pas à la valeur de ces signes pas plus qu'aux troubles fonc-tionnels que j'ai signalés, et fait résider tout son diagnostic dans les résultats fournis par la sonde utérine.

Au milieu de cette confusion d'opinions et de la difficulté d'établir les bases d'un bon diagnostic différentiel, essayons de chercher les quelques différences qui pourront aider à reconnaître ces divers états.

Et d'abord la *métrite*. La douleur utérine spontanée ou provoquée par l'exploration est un des caractères des in-flammations de l'utérus; l'inflammation se révèle par la sensibilité exagérée de la matrice; le toucher vaginal, l'introduction de la sonde provoquent de vives douleurs. Les deux grandes fonctions de la circulation et de la calorification sont presque toujours troublées, elles ne le sont pas ou très-peu au moins dans le principe dans les simples déviations. La douleur est exaspérée par les tentatives de réduction et ne cède point par le décubitus dorsal.

D'avec la névralgie. — La douleur occupe bien la partie inférieure de l'abdomen, s'étend souvent dans la région lombaire, vers les fesses, les cuisses, les aines, mais elle est continue avec exacerbations, quelquefois expulsive, et ne disparaît point aussi par le décubitus dorsal. Elle s'accompagne d'une hyperesthésie vaginale et vulvaire très-marquée, est exaspérée par la marche, les mouvements, le toucher, le coït, comme la douleur des déviations, mais acquiert souvent une intensité extrême, se produit sous forme d'accès, d'exacerbations, arrache des cris à la malade qu'elle jette dans un état d'anxiété inexprimable, provoque parfois des vomissements, des convulsions, des attaques hystériques (1). Par le toucher, présence ou absence du déplacement, mais la violence de la douleur, son caractère d'accès doivent toujours faire distinguer la névralgie de la déviation et il n'est point besoin d'invoquer le signe différentiel de M. Malgaigne : la coexistence d'une névralgie des parties supérieures du corps et principalement des névralgies intercostales, ce qui la distingue dela névralgie des annexes qui retentit toujours sur les membres inférieurs (Malgaigne).

D'avec engorgement. — L'état d'engorgement de la matrice s'apprécie sans peine par les moyens d'exploration que j'ai signalés et l'importance du speculum ne saurait être méconnue. Le toucher vaginal joint au cathétérisme utérin permet d'apprécier d'une manière presque mathématique le degré d'épaisseur des parois du col. Les commémoratifs

---

(1) Jobert, *Études sur le système nerveux*, t. II, p. 668, 1838.

ne permettront pas toujours, l'existence de l'engorgement établie, de savoir s'il est primitif ou consécutif, mais alors c'est par le traitement qu'on y arrive. La méthode *a juvantibus et lædentibus* trouve ici, comme dans les cas où la déviation s'accompagne de métrite ou de névralgie, d'heureuses indications, et si par les ressources d'une analyse clinique bien faite le médecin n'a pu s'assurer de la prééminence de tel ou tel de ces états, il emploiera les moyens propres à combattre celui qui semble le plus influent.

Quant aux granulations, aux ulcérations, elles peuvent être cause ou effet de la déviation, il suffira quelquefois de traiter cette dernière pour les faire disparaître et *vice versâ*.

Les versions, à part les complications qui les accompagnent et qui peuvent donner le change sur leur influence, peuvent être confondues au point de vue de leurs symptômes locaux.

1º *Avec la grossesse :* on reconnaît à la légère la présence de l'utérus dévié et volumineux et l'on suppose une grossesse qui est confirmée par quelques-uns des signes rationnels de ce dernier état. Mme Boivin relate une observation dans laquelle une rétroversion de la matrice avec accumulation de matières fécales et accompagnée de troubles sympathiques fit croire à un médecin qu'il s'agissait d'une grossesse : par une exploration méthodiquement pratiquée, l'illustre sage-femme reconnut qu'il n'y avait aucune augmentation dans le volume de l'organe qui était seulement fortement rétroversé. M. Cazeaux indique un cas où l'erreur inverse fut commise et la présentation de la tête prise pour une antéversion. Nauche cite un cas très-remarquable de grossesse extra-utérine prise pour une rétroversion (1) : tumeur volumineuse ovoïde dans le vagin, paraissant contenir un corps étranger et de l'eau,

____

(1) *Maladies des femmes,* Ire partie, p. 108.

col de l'utérus en avant au-dessus des pubis mobile et pouvant facilement être ramené vers le milieu du conduit utéro-vulvaire. Malgré cette mobilité on pensa à une rétroversion et cette erreur fut partagée par Dubois, Dupuytren, Capuron, Lisfranc, Maygrier. Les accidents s'aggravant, on fit une ponction à la tumeur : écoulement d'un liquide roussâtre, impossibilité de la réduction. Grâce à l'écoulement, la tumeur diminua un peu, l'utérus s'abaissa et son col se rapprocha de la symphyse du pubis. Communication plus tard avec le kyste et le rectum, issue d'un fœtus putréfié en lambeaux. A l'ouverture du cadavre, matrice vide, mais adhérente seulement aux parois du kyste qui avait renfermé le produit de la conception.

2° *Les tumeurs de l'excavation pelvienne*. La rétroversion a pu être confondue avec des acéphalocystes développés entre l'utérus et le vagin. Le diagnostic facile, l'utérus en état de gestation, est plus difficile à l'état de vacuité ; mais si l'on arrive à l'orifice utérin, on peut constater sa direction, sa mobilité, l'indépendance mutuelle de l'organe et de la tumeur ; celle-ci d'ailleurs n'est pas toujours située sur la ligne médiane ; elle est quelquefois latérale ou bien elle offre des duretés, des inégalités qui la distinguent de l'utérus (1).

Les autres tumeurs descendues très-bas dans l'excavation pelvienne amènent de la constipation, la pesanteur, la difficulté d'uriner, des modifications dans la menstruation, des douleurs à la région lombaire ; mais elles présentent en caractère la *fluctuation* qui permettra toujours d'établir le diagnostic différentiel. Leur marche et leur terminaison sont d'ailleurs toutes différentes, elles s'accompagnent d'accidents fébriles, s'ouvrent dans le vagin, le rectum, la cavité abdominale et occasionnent quelquefois la mort. Pour

(1) Cruveilhier, art. *Acéphalocystes*, Dictionnaire en 15 vol.

ce qui est des tumeurs solides ou des adhérences, nous avons déjà signalé les avantages de la sonde utérine.

Ainsi pour le diagnostic des déviations, signes rationnels et signes sensibles, les premiers pouvant donner lieu à des erreurs fréquentes, les seconds contrôlant et assurant la connaissance de la maladie. Complications qu'il est difficile d'isoler et de distinguer complétement de la déviation, mais dont il faut tenir compte dans l'établissement de la thérapeutique à employer.

Pronostic. — « Presque toutes les femmes atteintes de déviation, dit M. Velpeau, accusent des souffrances continuelles et passent leur vie dans un état d'étiolement qui finit par avoir ses dangers. Un grand nombre maigrissent et se trouvent dans une situation maladive presque continuelle sans que cependant aucun organe se trouve gravement compromis; pourtant aussi quelques-unes finissent par contracter certaines maladies qui les font succomber. » Si j'ajoute à ce tableau dont il est difficile de contester, du moins pour la plupart des malades, l'exacte vérité, l'influence que ce genre de maladie exerce sur le moral des femmes, influence telle qu'elles sont toujours portées à exagérer leurs souffrances, à se croire atteintes d'un mal au-dessus des ressources de l'art, on comprendra que le pronostic des déviations utérines ne soit pas aussi favorable qu'ont bien voulu le prétendre quelques auteurs. L'étude que j'ai faite des symptômes des versions tend bien à prouver aussi que les désordres dont on accuse les déviations ne sont pas un pur effet de l'imagination ou la manifestation d'une autre maladie. Les déviations seules constituent réellement un état morbide qui a ses caractères individuels, caractères qui ont été sans doute exagérés et auxquels on a voulu donner trop d'importance en leur attribuant la production de tous les symptômes des maladies de l'utérus; mais caractères enfin qui, au point de vue étiologique, pathologique et fonctionnel, ont bien leur influence ainsi qu'au

point de vue du pronostic. Le médecin aura à tenir compte
de la cause de la déviation, cause qui peut être telle que
la déviation soit complétement incurable; pour les symptômes, de l'état général qui la tient sous sa dépendance
ou des phénomènes morbides de toute l'économie qu'elle
peut produire; enfin de la difficulté de la conception et des
obstacles qu'elle peut amener dans le cours d'une grossesse si la fécondation vient à s'effectuer. Quant à la guérison, le pronostic de l'antéversion est plus grave que celui
de la rétroversion, celui-ci plus grave au point de vue de
la symptomatologie et du retentissement sur tout l'organisme.

TRAITEMENT.

Depuis que les déviations utérines ont été regardées
comme la cause de tous les phénomènes pathologiques qui
peuvent être rapportés à l'utérus, la thérapeutique de ces
maladies qui était complétement inconnue ou négligée s'est
enrichie d'une foule de procédés ou de méthodes, et il nous
serait difficile de présenter ici une liste complète de tous
les moyens généraux et surtout locaux inventés pour la curation des déplacements de la matrice. La quantité, la variété de tous ces moyens ne prouvent point qu'on soit encore arrivé à quelque chose de bien satisfaisant, et il est
bien certain que les mêmes desiderata existeront tant qu'on
se bornera à envisager la question dont je m'occupe avec
l'esprit d'exagération et de système qui a prévalu jusqu'ici.
« On entrevoit difficilement, dit M. Velpeau, la possibilité
de guérir les déviations de l'utérus, et comme il s'agit d'un
phénomène matériel, il est certain que les médications et
les ressources pharmaceutiques ne peuvent absolument
rien contre ces maladies. C'est donc à des procédés mécaniques que l'on doit songer pour entrevoir quelques chan-

ces de succès, et encore s'aperçoit-on, en y réfléchissant, que ces procédés doivent être d'une exécution difficile. » (*Leçons*, 1845.)

Le but du traitement est présenté partout sous le même aspect, l'utérus est dévié, il faut le redresser. Le déplacement est tout à fait local, c'est à un traitement local qu'il faut avoir recours. Que devient alors le chapitre des causes prédisposantes admises par presque tous?

Les détails dans lesquels je suis entré font naturellement pressentir quelle sera ma ligne de conduite et à quels moyens thérapeutiques je conseillerai d'avoir recours. Pour moi, ai-je dit, les déviations de la matrice sont tantôt le point de départ, tantôt l'aboutissant d'une affection générale : dans le premier cas, le traitement local pourra procurer des guérisons durables et avec la déviation s'évanouiront tous les phénomènes sympathiques et physiques qui en sont la conséquence; dans le second cas tout en conservant la prééminence au traitement général, j'accorderai au traitement local un peu plus d'importance que ne le veut M. Baud, car alors même que les déviations de l'utérus sont entretenues par un vice diathésique de l'économie, il ne faut pas s'en tenir exclusivement au traitement général et négliger les bénéfices des médications topiques. Après l'extinction de l'altération générale, il arrive en effet souvent que ses effets, c'est-à-dire les manifestations locales persistent et qu'elles ne peuvent être dissipées que par l'association des moyens thérapeutiques locaux à ceux administrés contre l'affection qui a produit la maladie de matrice.

Ces considérations et l'étude complète des causes me guideront et c'est ainsi que, l'influence des causes prédisposantes générales et locales appelant tout d'abord mon attention, j'y chercherai des indications précieuses pour chercher à éloigner toute provocation, faire un traitement prophylactique. La maladie établie, je puiserai encore dans cette même étude ou dans celle des symptômes l'indication du traitement curatif. Il est toujours important de chercher la cause qui a produit la maladie pour l'attaquer, ou si son action est encore continuée, pour mettre la maladie dans des conditions telles qu'elle ne puisse exercer son influence. Le moyen de remplir cette indication et de combattre le phénomène pathognomonique établi par l'étude des symptômes, exigera toujours l'emploi des remèdes locaux et généraux. Enfin lorsque, grâce à l'analyse clinique, j'aurai pu découvrir les complications qui peuvent entretenir ou aggraver la maladie, je chercherai dans ces indications précieuses les moyens de la simplifier, de la combattre, lorsqu'elle sera sous la dépendance d'un de ces états.

Ainsi traitement prophylactique ; traitement curatif des déviations simples ou compliquées.

1º Traitement prophylactique.

Parmi les causes prédisposantes générales j'ai noté l'influence du tempérament lymphatique, d'une constitution molle, des diathèses scrofuleuse, syphilitique, etc., etc., comme propres à fournir le déplacement de l'utérus. Toutes les fois qu'on aura lieu de soupçonner pareille prédisposition chez une malade, il faudra avoir soin de la combattre immédiatement par les moyens appropriés en même temps qu'on cherchera à éviter les causes occasionnelles qui pourraient faire localiser cet état général sur l'utérus. Certaines causes prédisposantes locales devront aussi appeler l'attention du praticien : ainsi sachant que la matrice dont le volume est augmenté et le tissu plus ou moins ramolli, est disposé par cela même à se dévier, il surveillera la femme à l'époque des règles, évitera qu'elle s'expose à aucune des fatigues ou des manœuvres signalées. Après l'accouchement ou une fausse couche, et ceci me paraît capital, il recommandera à la

femme de ne pas se lever trop tôt et d'attendre pour cela
que l'utérus ait peu à peu repris son volume, que ses ligaments distendus pendant la grossesse aient eu le temps
de reprendre leur solidité première en même temps qu'un
volume en rapport avec les dimensions de la matrice.
Les mêmes précautions seront observées après l'avortement ; on luttera contre ce préjugé qui détermine la
femme à se lever toujours trop tôt et que Lisfranc considère comme une principale cause des maladies de matrice ; dans plusieurs de nos observations, c'est à cette
cause ou à un effort fait quelques jours après qu'il faut
rapporter les accidents. Dans ces conditions, on fera bien
aussi de combattre la constipation, de s'opposer à la rétention d'urine, d'éviter, en un mot, toutes les circonstances qui peuvent solliciter l'effort, en même temps que,
par une pression méthodiquement faite, on aidera le travail de la nature en soutenant les parois abdominales
dont le relâchement prédispose les organes utérins au
relâchement et favorise le retrait et la solidité des liens
qui sont destinés à maintenir l'organe dans sa position
normale.

Mais malgré l'usage de toutes ces précautions la déviation peut survenir, ou bien encore le médecin ne sera
appelé que lorsque la maladie datera déjà d'une certaine
époque. Que doit-il faire en pareille circonstance? Chercher à guérir ou à soulager la malade non point seulement
par des moyens mécaniques, mais par des moyens qui
puissent s'appliquer à la cause générale et locale qui a produit, entretient et aggrave le déplacement. Ce n'est que par
une étude attentive de la cause et des symptômes offerts par
la maladie qu'il pourra arriver à une thérapeutique certaine,
et c'est sur ces divisions que, pour établir des indications
plus claires et plus rationnelles, abandonnant la classification proposée par quelques rares auteurs et par M. Estor,
de traitement général et local, j'ai cru devoir distinguer les

indications qui se rapportent aux déviations simples ou compliquées.

2° Traitement curatif.

A. *Déviations simples.* — Dans les déviations simples sans manifestations extérieures, on est naturellement disposé à ne rien faire, et en supposant qu'on voulût instituer un traitement, peu de femmes, alors qu'elles ne souffrent point, voudraient s'y soumettre. L'utilité cependant pourrait en être prouvée, car la déviation peut augmenter, l'engorgement se montrer consécutivement et la maladie perdre le caractère d'innocuité qu'elle avait conservée jusqu'alors. Quelques femmes, parmi celles chez lesquelles, malgré l'absence de douleurs, nous avons vu employer le redresseur Valleix, étaient dans ce cas; chez quelques-unes d'entre elles à la suite d'exercice ou de fatigues plus grandes, l'accident jusque-là passé inaperçu a pris des caractères plus douloureux et bien tranchés.

Dans les cas, au contraire, où le déplacement est plus ou moins prononcé et accompagné de douleurs dans les lombes, les aines, de difficultés dans la marche, le traitement hygiénique et pharmaceutique devra être institué de concert avec le traitement local, et c'est de leur combinaison qu'on peut attendre quelques heureux effets.

« Si de nos jours, comme le dit avec juste raison
« M. Depaul, on ne condamne plus les femmes à un repos
« absolu, comme le faisait Lisfranc, pendant le traitement
« des affections de matrice, ne sait-on pas qu'il est néces-
« saire d'exiger au moins qu'elles évitent tout ce qui est de
« nature à exagérer les mouvements de l'organe affecté, et
« chacun de nous ne voit-il pas à chaque instant des ma-
« lades qui, ne prenant pas suffisamment au sérieux les
« sages conseils qu'on leur donne à cet égard, retardent
« ainsi leur guérison et font reparaître des lésions que dans
« un examen précédent on avait trouvées complétement dis-

« parues. Je ne crains pas d'avancer que si un certain nom-
« bre d'affections utérines résistent aux moyens qu'on leur
« oppose, cela doit être bien moins imputé à l'impuissance
« de la thérapeutique qu'aux obstacles de toute sorte que
« rencontre sa douloureuse application. C'est le petit nom-
« bre, il faut bien en convenir, qui consent à mettre de côté
« les exigences de la position, de la famille, de la société, et
« on peut dire que beaucoup de femmes sont guéries mal-
« gré elles; celles qui mieux inspirées ou qui placées dans
« des conditions plus favorables se soumettent rigoureu-
« sement, obtiennent au contraire presque constamment
« une guérison définitive (1). »

Pénétré de la sagesse et du côté pratique de ces remarques qu'il est à même de vérifier chaque jour, le médecin
qui aura découvert l'existence d'une déviation de la matrice exempte ou non de complication devra tout d'abord
exiger l'abstinence complète du coït et d'autres excitations
de l'organe, un repos assez complet sans exiger cependant,
sauf les cas de trop grande fatigue, un décubitus dorsal
par trop prolongé; prendre en considération les conditions d'existence de la femme, l'empêcher de se livrer à
aucun travail pénible, à aucun effort, qui puisse augmenter
la déviation. Il s'occupera ensuite des conditions de santé
générale, étudiera surtout les commémoratifs, recher-
chera avec soin si la maladie n'est pas sous la dépendance
d'une cause générale, combattra cette cause par les
moyens appropriés. Enfin, il aura à se préoccuper en même
temps de l'habitude actuelle de la malade, des changements qui peuvent être survenus soit dans l'appareil digestif par les souffrances ou les traitements antérieurs mal
indiqués, soit dans le système nerveux, agir sur le moral
de sa malade, et enfin traiter la chloro-anémie compagne
habituelle des déviations de l'utérus.

(1) Académie de médecine. Discours, 1856.

C'est ainsi que le tempérament lymphatique et la disposition scrofuleuse seront combattus avec succès par les toniques, les iodures, les bains de mer; le tempérament pléthorique si la constitution est forte et robuste, si le déplacement est entretenu par des mouvements fluxionnaires de l'utérus intenses et réitérés, par les émissions sanguines; dans les cas opposés c'est aux toniques, aux ferrugineux, à une riche alimentation, au séjour à la campagne que l'on aura recours. Les troubles de l'appareil digestif seront combattus par les mêmes moyens et chez tous les malades, soit pour la dyspepsie, soit pour l'état chlorotique ou lymphatique, on se trouvera très-bien des moyens hydrothérapiques. Les bains à la lame dans l'Océan, les bains de mer de nos contrées, les bains de rivière produisent aussi dans des cas de ce genre des succès inespérés et j'ai eu pour ma part recours à une hydrothérapie *domestique*, si je peux me servir de l'expression, qui m'a procuré de bons résultats (bain froid, drap mouillé, affusion froide, boisson froide, etc.). Combiné avec les toniques, l'emploi de l'hydrothérapie, que nous trouvons conseillé par M. Fleury (1), dans le traitement des engorgements et des déplacements de la matrice, est certainement un des moyens qui, sauf quelques contre-indications tirées de la présence de complications telle que la métrite aiguë et de la répugnance des malades, offre des garanties sérieuses et durables.

OBSERVATION V. — Madame A... âgée de 33 ans, mariée à 16 ans, réglée à 14, tempérament lymphatico-nerveux, imagination riche et ardente, a eu trois enfants, le dernier venu au monde il y a cinq ans à peu près.

Fatiguée par les deux grossesses précédentes, quoique bien antérieures, et par l'allaitement de ces deux enfants, soumise à des fatigues physiques et morales assez pénibles,

____

(1) *Gazette médicale de Paris*, 1849.

madame A... n'a pris aucune précaution pendant sa dernière grossesse ni après l'accouchement. Elle s'est levée le troisième jour, a repris la direction de son ménage et malgré son état de fatigue et déjà un commencement de leucorrhée et quelques douleurs vagues dans l'abdomen bien sensibles un mois après l'accouchement, a voulu allaiter elle-même son enfant; le succès ne couronna pas cette tentative; après une maladie assez longue l'enfant meurt, et de ce jour madame A... date le commencement de sa maladie (3 ans et demi). Leucorrhée abondante qui est d'abord le seul symptôme qui appelle l'attention de la malade, fatigue extrême, difficulté pour la marche et alors réclusion presque complète; coït douloureux pénible; sensation de pesanteur en bas, tiraillement dans les lombes; palpitations, névralgies diverses, toux, oppression; perte complète d'appétit, digestion difficile et laborieuse, constipation; sommeil court, agité, pénible; céphalalgie, vapeurs, amaigrissement considérable; teint jaune, pâle, chlorotique, menstruation douloureuse, pénible, assez abondante, mais sang pâle et clair; changement notable dans le caractère, susceptibilité extrême, tristesse, pleurs, ennuis, privation volontaire des promenades, plaisirs, etc., etc.; réclusion et comme seule occupation, dévotion extrême, mais se bornant à des pratiques religieuses chez elle. La crainte de voir un médecin auquel elle sera obligée de donner des détails intimes sur sa maladie, l'éloigne de tout soin et elle voit ainsi son état s'aggraver pendant deux ans et demi. A cette époque les symptômes ont pris un tel caractère d'acuité, la leucorrhée est devenue si abondante, irritante même, la menstruation si douloureuse, la marche si difficile (la malade marche pliée en deux et soutenant son ventre pour soulager ses douleurs lombaires), qu'elle se décide à faire appeler un homme de l'art. Un examen est proposé; elle s'y refuse obstinément, refuse de prendre les médicaments ordonnés, et reste dans le même état. Nouveau confrère, nouvelle demande d'examen, nouveau refus. Lié avec un des membres de cette famille et prévenu de toutes ces circonstances, je suis assez heureux pour captiver la confiance de la malade, agir énergiquement sur son moral et après avoir exigé un repos absolu au lit, une nourriture plus abondante, un peu plus de calme, obtenir un examen par le toucher qui me permet de constater l'existence d'une rétroversion considérable avec un peu d'engorgement dans la partie postérieure du corps. La malade est à cette époque arrivée au degré le plus complet de la chloro-anémie, teint jaune-paille, pouvant faire supposer l'existence d'une lésion organique, peau terreuse, amaigrissement extrême, facies souffrant, absence complète de sommeil, constipation opiniâtre avec douleurs abdominales excessivement vives. Le repos absolu au lit pendant un assez long laps de temps amène d'abord un soulagement bien notable ; l'emploi des ferrugineux, d'une alimentation tonique, des soins auxquels la malade n'était point accoutumée, relèvent bientôt l'état général, et quoique les symptômes locaux n'aient pu éprouver grande amélioration, un mieux sensible et bien satisfaisant est accusé par la malade et ses alentours.

Je commence alors, trois mois après (en mai), l'usage d'abord des bains de siége froids avec douches au moyen d'un arrosoir sur les reins et la région abdominale inférieure, puis peu à peu et quinze jours après l'emploi de bains entiers frais, puis complétement froids. Le mieux marche d'une manière sensible ; l'appétit renaît, les chairs reprennent un peu de fermeté, la menstruation est peu ou point douloureuse et dans de bonnes conditions ; les symptômes nerveux ont disparu en grande partie, seule la déviation avec la leucorrhée persistent encore (injections avec l'eau froide, frictions avec pommade résolutive dans les aines, etc., etc.). La malade est très-bien et la rétroversion réduite avec facilité se déplace moins rapidement. En juillet emploi des bains de mer, un par jour, peu prolongé, mais

en ayant le soin d'exposer le bassin et la région abdominale
à la vague. La malade revient, dit-elle, complétement guérie ;
la rétroversion est en effet presque insignifiante, mais le
léger engorgement persiste. La femme ne souffre plus ; emploi de la ceinture hypogastrique, qu'elle continue à porter
par précaution, l'amélioration se soutient.

J'ai donné cette observation avec tous ses détails comme
preuve de l'efficacité d'un traitement général et de l'heureuse influence de l'hydrothérapie et des bains de mer. Je
n'aurai garde de nier les bons résultats qu'ont amenés les
moyens locaux, et je conseille comme très-avantageux les
moyens de ce genre; les bains froids, les injections astringentes froides, ie quart de lavements froids, après avoir
néanmoins combattu pendant quelque temps les symptômes douloureux qui peuvent exister du côté du vagin ou
de l'utérus au moyen des injections émollientes et narcotiques.

Moyens mécaniques. — Mais la déviation persiste malgré
l'emploi des moyens hygiéniques, pharmaceutiques et locaux que je viens d'énumérer ; il est alors important d'agir
contre le déplacement qui est alors un véritable centre de
fluxion, une cause d'accident. L'indication se tire ici de la
présence de la déviation de l'utérus qu'il s'agit de faire disparaître pour maintenir ensuite cet organe dans sa position
ordinaire.

Pour la première indication, faire disparaître la déviation ou redresser la matrice ; il faut d'abord qu'elle soit
réductible, car lorsqu'elle sera maintenue dans une position vicieuse, par des adhérences solides, il est évident
que l'emploi des moyens mécaniques serait non-seulement sans succès, mais pourrait même amener des accidents graves si on s'obstinait à y insister. Dans les cas où
la matrice est mobile, la réduction est en général facile,
la position seule des malades suffit dans quelques cas

pour replacer l'utérus par la simple action de la pesanteur ;
dans les cas où elle ne s'effectuerait point, sans donner à la
femme d'autre position particulière que la position horizontale, il suffit avec un ou deux doigts introduits dans le vagin
d'accrocher le col soit derrière le pubis dans la rétroversion, soit dans la concavité du sacrum dans l'antéversion et
de le ramener dans sa position normale. Cette réduction
est ordinairement facile, cependant il arrive quelquefois
que le col est placé très-haut, engagé en quelque sorte
derrière la symphyse pubienne et qu'on a de la peine à
l'atteindre avec le doigt, ou qu'il glisse dès qu'on est parvenu à le saisir. C'est dans ces cas que Mme Boivin a proposé
une cuiller destinée à accrocher le col de l'utérus ; Dussaussois introduisait la main entière dans le rectum pour
faire basculer la matrice ; Parent de Beaune dit avoir employé ce moyen avec facilité, et M. Huguier l'emploie encore
de nos jours à peu près pour le même but. Dans un cas, où
le col faisait dans la vessie une saillie considérable, Lallemand et Bellanger disent l'avoir refoulé au moyen d'une
algalie introduite par l'urètre.

La première idée d'introduire des tiges dans le col de
l'urètre pour agir contre les déviations de cet organe me
fut suggérée, dit M. Amussat, en 1826 par le cathétérisme
utérin que j'avais vu pratiquer à Récamier pour établir le
diagnostic de certaines affections de l'utérus. Mais un accident mortel, arrivé à la suite de la mise en demeure d'une
tige d'ivoire dans l'intérieur de l'utérus chez une jeune
dame atteinte d'une antéversion très-gênante et très-doulou-
reuse fit renoncer ce praticien à l'emploi de ce moyen
dangereux. Conseillé par Simpson et Velpeau, mais dans les
cas de flexion dont je m'occuperai plus tard, le cathétérisme
utérin, en tant que redressement de l'utérus, a été employé
par Huguier et surtout par Valleix dans le traitement des
versions..... Mais cette pratique sur laquelle je vais revenir n'a pas le caractère de nouveauté qu'on lui attribue,

à part l'opinion de M. Depaul, qui se croit autorisé à la rapporter à Osiander, qui se servait d'une espèce de stylet soit pour dilater l'orifice utérin, soit pour ramener l'utérus dans sa direction primitive; car il suffit de lire le *Traité des maladies des femmes* du père de la médecine pour trouver la notion d'un procédé qu'on avait aussi sans doute abandonné à cause de ses dangers. « L'orifice utérin se porte d'un côté et s'incline vers la hanche; c'est encore un empêchement à la mondification de la matrice, à la réception du sperme et à la génération. Dans ce cas il faut faire une fumigation aromatique et après la fumigation, si l'indication existe, éloigner de la hanche la matrice avec le doigt, puis la *redresser* avec la baguette de pin et les sondes de plomb, car, comme il a été dit, elle ne cède pas à une force qui s'exerce rapidement. » (§ 132, édit. Littré).

Pour l'introduction de ces bâtonnets nous trouvons au milieu du paragraphe suivant : « Après la fumigation, on essaie de mettre les pessaires avec des bâtonnets du pin le plus gras ; on les enduit avec de l'huile ; ils sont longs de six doigts au nombre de cinq ou six et un peu plus gros les uns que les autres: le plus gros est comme le doigt indicateur, de même forme que le doigt, plus mince par le bout, grossissant en allant vers l'autre extrémité. Pour leur introduction : on n'enfonce d'abord que le bout, puis on l'engage de plus en plus, le faisant tourner et le poussant en même temps jusqu'à ce qu'il ait pénétré de quatre doigts dans l'intérieur de l'orifice utérin : on substitue ensuite à ce bâtonnet le suivant en grosseur, jusqu'à ce qu'on substitue à ce dernier à son tour une tige en plomb « semblable pour la forme au bâtonnet le plus gros. » (§ 133, édit. Littré) (1).

L'analogie et la similitude sont frappantes. M. Valleix, à

(1) M. Littré a d'ailleurs réuni quelques-uns de ces divers passages dans un article publié dans la *Gazette médicale de Paris,* 24 juin 1854, sous le titre de : *Études rétrospectives sur la pratique des hippocratiques dans le traitement des déviations utérines.*

l'instar de M. Simpson, va chercher comme le père de la médecine non-seulement à redresser l'utérus, ouvrir et bien diriger son orifice, mais encore à le maintenir dans cette position, au moyen d'un pessaire intra-utérin dont le mécanisme sera plus compliqué, mais basé sur le même système, l'introduction d'une tige à demeure dans l'intérieur de l'utérus.

Simpson et Valleix commencent par pratiquer le redressement de l'utérus au moyen de la sonde utérine, et cette manœuvre faite avec prudence et quelque ménagement est en général facile. J'ai eu occasion de l'employer souvent, et sauf quelques cas exceptionnels ou de déviations compliquées, j'ai eu rarement à noter les douleurs signalées par quelques auteurs. Quant à ses résultats, si le cathétérisme peut quelquefois aider à faire découvrir la paroi postérieure du col et doit rester à ce titre, malgré ses inconvénients, comme moyen de diagnostic dans l'étude des versions, il n'a jamais pu fournir que des résultats peu avantageux pour le traitement. Utile pour redresser l'utérus alors que cette manœuvre peut être faite par des moyens plus simples, il servira de précurseur obligé au pessaire ou redresseur intra-utérin ; mais malgré les avantages qu'on a prétendu retirer de son emploi comme moyen curatif, il n'a aucune espèce d'utilité puisque l'instrument retiré, la déviation reprend ses premiers caractères. Les résultats obtenus par quelques auteurs sont sans doute comme l'amélioration que nous avons notée dans trois cas à la suite de l'action du cathéter dû au concours de moyens plus puissants employés concurremment.

La matrice redressée et remise en place, il s'agit de maintenir l'organe dans sa position normale. Pour ce, une foule de moyens ont été préconisés. M. Huguier pense que l'antéversion peut guérir par les moyens simples et hygiéniques, l'élévation du bassin au-dessus du niveau de l'abdomen, la dilatation du réservoir vésical par l'accumulation

de l'urine, la vessie remplissant alors l'office d'un pessaire
à air, les injections astringentes, les lavements froids, la
ceinture hypogastrique : pour la rétroversion, les pessaires
de Hervez de Chegoin, et de Gariel alors qu'on a proposé
de mettre un bouchon dans l'anus pour retenir les matières
fécales pendant huit, quinze jours, trois semaines, comme
moyen naturel de pousser la matrice en avant. Ce dernier
moyen avait été conseillé par Aétius qui, après avoir redressé l'utérus par le rectum, introduisait dans l'intérieur
de l'intestin un pessaire *glandem* destiné à maintenir l'u-
térus redressé, procédé que M. Huguier a perfectionné,
comme je le dirai pour le traitement de la rétroflexion, par
l'emploi de mèches volumineuses introduites dans l'utérus.
Plus récemment M. le docteur Favrot (1) dit s'être servi
avec avantage dans le traitement de la rétroversion d'un
moyen à peu près semblable, mais qui n'en diffère que
parce que le tampon appliqué dans le rectum est consti-
tué par une vessie en caoutchouc vulcanisé, au centre de
laquelle est ménagé un canal destiné à permettre le passage des gaz.

A part la répugnance pour ce dernier moyen, il est loin
d'avoir l'efficacité que lui reconnaît son auteur, parce que
l'utérus glisse presque aussitôt à droite ou à gauche de
l'instrument et retombe dans sa position vicieuse.

Par le vagin, les divers instruments employés sont les
pessaires dont les formes ont varié suivant les indications
que les chirurgiens se proposaient de remplir ; les diverses
espèces de redresseurs ou de pessaires intra-utérins ; les
éponges qu'on a placées de manière à repousser le col de
l'utérus et à le maintenir dans sa position normale ; enfin
l'opération de M. Amussat. Les variétés de forme de pessaire
peuvent être ramenées à cinq principales : les pessaires
en gimblette, en bondon, en bilboquet, en boule, enfin les

(1) Favrot in *Revue médico-chirurgicale de Paris*, 1851.

pessaires élytroïdes et tout récemment les pessaires à air du docteur Gariel. Ils sont assez connus pour que je n'entre pas dans la description de chacun d'eux et je dois me contenter d'apprécier leur importance. Soit que le pessaire embrasse le col de manière à le maintenir dans sa direction normale, soit que placé en avant et en arrière il soit plus bombé du côté du renversement de manière à refouler l'organe déplacé et le redresser, soit enfin qu'il agisse directement sur le corps de la matrice par sa forme en cuiller (Hervez de Chegoin), ou bien que comme celui de Cloquet qui n'est qu'une simple tige élastique courbée à son milieu et renflée à ses extrémités, il n'agisse qu'en fixant l'organe, ce moyen est le plus souvent insuffisant et ne remplit pas l'indication à laquelle on se propose d'obvier : redresser et maintenir l'utérus redressé. D'un autre côté, les pessaires inspirent à la majorité des femmes un assez profond dégoût et elles ne le surmontent que lorsqu'elles en sentent la nécessité absolue ; beaucoup d'entre elles ne peuvent les supporter à cause de la pression qu'ils exercent sur les organes voisins, de la pesanteur qu'ils déterminent sur le périnée ; enfin ils occasionnent quelquefois des irritations du col de la matrice, du vagin, une leucorrhée très-abondante, quelquefois des ulcérations, et dans quelques cas des accidents graves, comme perforation du vagin avec fistule vésico-vaginale ou recto-vaginale.

Indépendamment de ces nombreux pessaires, j'ai encore à signaler celui en baleine du docteur Mayer et celui en caoutchouc de M. Joret. Avec ces deux instruments, on prend un point d'appui sur le col, puis on les fait agir comme des leviers destinés à pousser l'utérus dans telle ou telle direction. Outre les difficultés souvent insurmontables dans l'application, les faits n'ont pas démontré jusqu'ici l'efficacité de ces redresseurs externes. Je n'en pourrais dire autant d'un autre plus récent fondé sur le même principe, mais qui entièrement métallique, même dans la partie qui embrasse et étreint le col pour y prendre son point d'appui, a déjà produit des accidents graves et même la gangrène du col (instrument de Ricord).

Les ennuis relatifs aux pessaires et leur peu de valeur comme celle de tous les autres moyens mécaniques, laissaient le champ libre à toute innovation, et toute nouvelle médication en apparence rationnelle devait être acceptée. Les idées de Simpson sur le redressement mécanique de l'utérus se répandirent alors à la suite de la discussion de 1849 et de la valeur pathologique accordée aux déviations. Elles furent favorablement accueillies en France par grand nombre de médecins en tête desquels s'inscrivit Valleix qui a le plus modifié et utilisé ce mode de traitement. Je n'entrerai point dans tous les détails concernant les divers pessaires de Simpson (pessaire pubien, à ressort avec une tige articulée sur un disque ovale, à bulbe simple surmonté d'une tige galvanique, dilatateur contre la dysménorrhée par obstruction et la stérilité). Un mot seulement sur le pessaire pubien, celui que Valleix a adopté et les modifications avec lesquelles il l'a lancé dans la pratique. Le pessaire de Simpson se composait de deux parties distinctes : 1° d'une tige qui doit pénétrer dans l'intérieur de la cavité utérine ; d'un disque destiné à la soutenir, d'une seconde tige creuse et cylindrique, tige qu'on pourrait appeler vaginale ; 2° d'un plastron destiné à appuyer sur la partie antérieure du pubis, l'instrument étant en place, d'une tige solide qu'on introduit dans la cavité de la tige vaginale et qui réunit ainsi les deux pièces de l'appareil. Rigby avait déjà substitué l'ivoire au métal qui constituait la tige intra-utérine. Valleix diminua le volume du disque, et pour éviter les difficultés que pouvait offrir l'introduction à cause de l'angle formé par les tiges utérines et vaginales, essaya à l'aide d'un mécanisme particulier de mobiliser la tige utérine, puis plus tard de graduer cette mobilisation. Cette dernière modification ne fut pas d'abord heureuse, et le redresseur à flexion graduée que nous avons employé dans nos premières expériences était tellement pesant, tellement fatigant que nous dûmes y renoncer, ce que fit aussi M. Valleix en revenant à son premier instrument, qui se compose, comme on sait, d'un manche recourbé dont la tige pénètre dans l'intérieur de la tige vaginale et sert à son introduction. La tige utérine se continue sensiblement avec la tige vaginale.

Quand la tige intra-utérine convenablement graissée, le disque recouvert d'un petit pessaire en caoutchouc destiné à servir de coussinet au col utérin, a été conduite par une manœuvre égale à celle du cathétérisme dans la cavité de la matrice, un simple mouvement d'élévation avec le doigt indicateur fait mouvoir un ressort placé à la base du disque, ressort qui a pour effet de rétablir l'angle que doivent former entre elles la tige intra-utérine et la tige vaginale. A cette dernière est alors adaptée et fixée à l'aide de fils la tige qui se continue avec le plastron et que l'on maintient avec des rubans dont les uns embrassent le tronc, les autres sont passés au-dessous des cuisses.

Ces rubans sont destinés à redresser l'antéversion ou la rétroversion selon qu'on serre plus fortement ceux qui sont destinés à embrasser le tronc ou les faces postérieures et inférieures des cuisses. Une autre modification importante est celle que Valleix a cru utile d'introduire dans ces derniers temps. Il a raccourci la tige intra-utérine et a même posé en principe : qu'elle doit avoir le moins de longueur possible ; au lieu de six centimètres, elle n'en a que trois. Comme préceptes principaux donnés par cet auteur, nous trouvons : 1° on ne devra appliquer le redresseur que lorsqu'on aura fait assez longtemps l'usage de la sonde, pour être assuré que la sensibilité de l'utérus est assez émoussée et qu'elle ne suffit pas au traitement ; 2° l'instrument ne sera mis en usage qu'à une certaine distance de la période menstruelle. Précautions bien importantes, sans doute, mais qui n'ont

point empêché des résultats bien fâcheux et contre lesquels les résultats avantageux obtenus par M. Valleix et
d'autres praticiens, sont venus en vain protester. Nous
avons, pour notre part, employé souvent le redresseur utérin
sans avantage bien marqué, mais aussi sans danger aucun,
et j'ai déjà fait connaître à ce sujet le résultat de nos
observations dans un autre travail (1). Un exemple d'avortement au quatrième mois survenu depuis chez une femme
dont la menstruation avait continué pendant la grossesse
est venu encore confirmer les dangers d'une méthode qui
souvent dangereuse semble n'avoir que trop justifié les
craintes qu'elle soulevait *à priori*.

Sans insister sur les diverses opinions émises dans la discussion de 1854, sur les avantages et les inconvénients de
ce prétendu moyen infaillible (Valleix) et auquel j'étais aussi
disposé d'abord à accorder quelque valeur dans le traitement des versions, je crois que cette méthode, ou plutôt
ce procédé est destiné à disparaître de la thérapeutique, et
mon observation est déjà assez complète pour établir que
si elle y reste son application doit être très-restreinte :
1° parce qu'elle n'est point sans danger (faits de Broca,
Cruveilhier, Nélaton, Aran, Valleix lui-même) ; 2° parce
qu'on a exagéré l'importance des déviations comme effet
pathologique et qu'on leur a attribué des phénomènes qui
appartiennent à la mobilité ou à d'autres complications ;
3° parce qu'il est difficile de comprendre qu'une tige placée
dans l'utérus pendant 24 heures ou plusieurs jours, puisse
redresser un organe renversé et amener une modification
telle dans ses parois et ses ligaments que la guérison soit
radicale et qu'il n'y ait plus de récidives.

Le redresseur a cependant produit des guérisons, on
n'en saurait douter après les affirmations des médecins
qui l'ont employé, de M. Valleix, de l'approbation que

_____

(1) *Loc. cit.*

lui a donnée Velpeau, je pourrais ajouter des améliorations que j'ai constatées moi-même ; mais on a obtenu des guérisons ou des soulagements au moyen des pessaires, au moyen des éponges, de la cautérisation d'Amussat, de la ceinture hypogastrique.

L'usage des éponges est fort ancien, et on trouve un passage d'Hippocrate qui en fait mention. Mme Boivin dit que dans quelques cas, ce moyen a suffi pour maintenir des matrices un peu déviées. Une première précaution à prendre avant leur introduction, comme avant celle des pessaires, sera toujours de vider la vessie et le rectum, afin de se débarrasser de suite de l'influence que ces organes distendus pourraient avoir sur la déviation. La matrice réduite, et l'éponge placée, il faudra recommander à la femme la plus grande propreté, surveiller attentivement la position de cet agent, car comme les pessaires il est sujet à se déplacer et ne remplit que fort imparfaitement le but qu'on veut obtenir.

Quant à la cautérisation d'Amussat sur l'un des points de la circonférence du col et de la partie correspondante de la muqueuse vaginale dans le but de provoquer des adhérences et d'entraîner ainsi l'utérus en sens inverse de la déviation, j'avoue que je doute fort, avec M. Depaul, que l'expérience sanctionne l'utilité d'une semblable méthode. La destruction de la partie ou de la totalité de la partie vaginale du col n'inspire ni plus de garantie ni plus de sécurité.

Enfin lorsqu'on voudra agir par les parois abdominales, ce qui sera souvent infiniment préférable, ce sera à la ceinture hypogastrique qu'il faudra avoir recours. La forme de ces ceintures a beaucoup varié. La première se composait d'une plaque de la largeur de la main environ, un peu convexe, fixée sur une tige articulaire analogue à celle des bandages herniaires : la plaque était mobile sur la tige de manière qu'au moyen d'une clef on put faire varier le mode d'inclinaison. On appliquait alors la ceinture de façon que la plaque fût placée immédiatement au-dessus du pubis, et occupât la région hypogastrique. Des modifications importantes basées sur l'action mieux comprise de la ceinture ont été apportées, et maintenant au lieu de la ceinture à plaque en métal de Charbonnier, nous avons des ceintures larges en coutil ou en caoutchouc vulcanisé, embrassant tout le ventre et n'occasionnant à la femme aucune espèce de fatigue.

Les médecins qui ont d'abord employé la ceinture hypogastrique l'employaient comme moyen palliatif (Velpeau, Piachaud) croyant qu'elle avait pour effet seulement de soulever le paquet intestinal et de soulager l'utérus de ce poids, partant de faciliter le jeu des diverses fonctions, de rendre au système nerveux et aux fonctions digestives les moyens propres à un rétablissement complet. S'il en est ainsi pour quelques femmes à ventre proéminent et tombant en avant sur le pubis, il est des cas où son action est tout autre. M. Chassaignac pense que la ceinture, agissant d'avant en arrière, refoule les intestins en partie vers le diaphragme, en partie vers le plancher du petit bassin, et qu'alors pressant sur l'utérus elle s'oppose à son ballottement. Mes recherches sur les déviations m'ont conduit à accepter une opinion à peu près semblable et je suis tout disposé à croire avec M. Baizeau (1), que la ceinture donne aux parois du ventre une plus grande résistance, diminue la capacité abdominale et en définitive a pour effet général de chasser les intestins vers le petit bassin. Partant de cette idée, il est facile de voir que le plus souvent la ceinture hypogastrique ne remplit qu'incomplétement le double but qu'on se propose : augmenter la résistance des parois abdomi-

______

(1) *Considérations pratiques sur la déviation et l'abaissement de l'utérus (Gazette médicale de Paris,* 1854)

nales et diminuer la capacité du ventre. Chez les femmes
dont les muscles abdominaux ont conservé toute leur
énergie de manière à réagir avec force contre les viscères,
la ceinture suffit ; il n'est besoin que de rétrécir légèrement l'abdomen pour que les intestins soient assez fortement comprimés et puissent prêter un appui solide à
l'utérus. Chez les personnes dont les parois abdominales
n'ont plus de ressort et se laissent distendre par les intestins, la ceinture est inefficace ; elle rétrécit trop peu le
ventre ; les intestins, au lieu d'être refoulés vers le petit
bassin, se portent en haut et l'utérus jouit de sa mobilité.
Les larges ceintures en coutil ou en caoutchouc vulcanisé
que l'on fait actuellement, embrassant tout le ventre et se
serrant à volonté, obvient à cet inconvénient et ont le double avantage de rétrécir la capacité abdominale, de rendre
aux parois la résistance qu'elles ont perdue et d'être sup-
portées avec plus de facilité et moins de gêne.

La grande action dans la ceinture, et le secret de son
influence consistent dans l'immobilisation de l'utérus.
Les succès obtenus par le redresseur intra-utérin, les
pessaires, les éponges, la cautérisation peuvent tous être
rapportés à la même manière d'agir. Dans tous les cas où
la déviation produite sous l'influence d'une cause locale
ne pourra être attaquée ou guérie par les moyens généraux ou hygiéniques et pharmaceutiques, que nous avons
signalés, le praticien s'occupant alors de la symptomatologie et du phénomène dominant, la mobilité de l'utérus,
doit chercher à annihiler cette cause de souffrance et
employer tous les moyens mécaniques ou autres propres à
immobiliser l'utérus.

Les inconvénients des divers pessaires ne m'engagent
pas à les préconiser d'une manière générale ; mais cependant le pessaire à air du docteur Gariel, à cause de sa
légèreté, de sa facilité à se mouler sur les parties avec
lesquelles il est en contact me semble quelquefois de-

voir produire de bons résultats. Si le pessaire immobilisait dans tous les cas, il est certain qu'il serait préférable à la ceinture, quoiqu'il soit plus gênant pour les malades, parce qu'en chassant l'utérus de bas en haut, il relâche les ligaments et que ces derniers peuvent alors comme tous les tissus relâchés revenir sur eux-mêmes et se raccourcir de telle sorte qu'après un laps de temps plus ou moins long la guérison ait lieu. La cure étant radicale le pessaire deviendrait inutile et pourrait alors être retiré.

Le redresseur intra-utérin agit à mon sens, malgré les nombreuses explications données, de la même manière, et ce n'est qu'en immobilisant l'utérus, le soulevant qu'il a pu, dans la plupart des cas amener du soulagement et quelquefois même quelque guérison. Même action pour le pessaire *elytromochion* de Cloquet ; pour l'orange verte de Devilliers ; pour les divers pessaires lorsqu'ils ne se déplacent point, les corps étrangers introduits dans le rectum, la combinaison du cathétérisme avec le pessaire à air par Valleix qui, après avoir redressé l'utérus, conseillait dans le rétroversion de placer un de ces pessaires entre l'utérus et le sacrum. Mais le pessaire, grâce même à sa mobilité, à sa légèreté et à quelques accidents qui peuvent survenir dans son volume, n'immobilise pas toujours d'une manière complète l'organe dévié, et alors il est un moyen d'arriver au même résultat, *immobilisation* et *cure radicale* : c'est d'associer l'usage du pessaire à celui de la ceinture abdominale. Qui ne voit que l'emploi bien combiné avec de pareils moyens d'un traitement tonique qui raffermira le système musculaire, fera reparaître l'embonpoint, peut alors faire espérer une guérison ?

Ainsi se trouve consacré ce grand principe de la mobilité qui joue un rôle important, mais non exclusif, dans la symptomatologie des déviations et qui en l'absence d'indications plus générales justifie ces paroles du savant rapporteur de 1854 : Ce qui importe surtout c'est d'immobiliser l'utérus, c'est de le mettre à l'abri de ces mouvements continuels qui le poussent sans cesse dans des directions variées, font subir au col et aux autres parties des pressions bien capables d'entretenir un état pathologique et peut-être même dans quelques cas rares de le faire naître.

Quant aux indications diverses relatives à l'anté ou à la rétroversion, la moindre différence ne saurait être faite, et si, d'après quelques auteurs, la ceinture hypogastrique est surtout utile dans l'antéversion, les pessaires dans la rétroversion, c'est qu'ils ne se sont pas rendus compte, comme nous, de l'action des divers moyens employés et ont cherché à expliquer par un prétendu redressement ou renversement de l'organe, ce qui n'est que le résultat de son immobilisation.

B. *Déviations compliquées.* — Le traitement conseillé par chaque médecin a varié suivant l'importance attachée à chacun des éléments pathologiques qui se rencontrent avec les déplacements. Lisfranc combattait exclusivement l'engorgement, persuadé que celui-ci disparu, la matrice revenait toujours à sa position normale. M. Valleix s'attaque à la déviation : l'engorgement peut persister ou disparaître sans indication particulière. M. Gariel qui admet l'influence principale de l'abaissement, prétend que l'utérus soulevé par un pessaire, l'engorgement et la déviation se dissipent d'eux-mêmes, et, abandonnant après plusieurs tentatives le procédé de Valleix (porter le pessaire en arrière), revient à l'usage du pessaire globuleux dont il espère obtenir de grands avantages. Chacun apporte son mode de traitement et l'applique à tous les cas sans tenir compte des indications et des contre-indications.

La déviation se complique, avons-nous dit, bien souvent d'engorgement. Dans les engorgements avec sensibilité de l'utérus, le redresseur, le cathétérisme augmenteront l'inflammation ; le pessaire sera mal supporté, accroîtra la douleur et les autres phénomènes morbides ;

la ceinture hypogastrique elle-même deviendra une source de souffrances plus grandes. Il faut donc comme première indication combattre cette complication avec laquelle aucun moyen mécanique ou de contention n'est applicable. Celle-ci détruite, la maladie se trouve ramenée à l'état de déplacement simple qu'il faut combattre alors par la médication appropriée. Dans les engorgements insensibles, mais avec mobilité, ceinture hypogastrique jusqu'à ce que l'engorgement soit dissipé ou amélioré : avantages du pessaire qui en soutenant l'utérus, relâche les ligaments distendus, rend la circulation de ces parties plus libre et facilite le dégorgement de la partie. Le cathétérisme utérin, le redresseur peuvent avoir les mêmes avantages et procurer alors quelques succès.

Dans les déviations compliquées d'ulcérations, granulations avec ou sans engorgement du col, les divers pessaires extra ou intra-utérins doivent être rejetés, comme aussi dans le catarrhe utérin, le contact d'un corps étranger étant toujours nuisible. Dans tous les cas, attaquer directement l'ulcération, les granulations, l'engorgement par les cautérisations, soit au moyen des caustiques, soit avec le fer rouge, et la disparition de ces complications fera souvent disparaître l'engorgement et la déviation. Bon nombre de faits de ce genre de cautérisation au fer rouge, faisant disparaître l'engorgement et la déviation avec des granulations ou ulcérations fongueuses du col, ont été souvent notés dans notre service (1).

C'est dans ces cas surtout qu'un traitement général, antisyphilitique ou antiscrofuleux, approprié à la nature de la complication, les applications froides, les bains de mer, les eaux sulfureuses pourront être employés avec succès et donnant plus de ton aux tissus, combattant le relâche-

------

(1) M. le professeur Courty, chirurgien en chef de notre hôpital, continue avec le plus heureux succès ce mode puissant de traitement.

ment des ligaments utérins et du vagin, régularisant la circulation, modifiant l'état général et appelant les mouvements à la périphérie, s'opposer à ces congestions continuelles qui se font vers l'organe utérin.

Les douches froides, les bains de mer, les eaux sulfureuses ou alcalines de Sylvanes, Vichy, Plombières, Pougues, Saint-Sauveur, Spa, Ems, etc., etc., constituent alors des résolutifs puissants qui agissent non pas toujours sur l'organe, mais sur toute l'économie, et, en les modifiant convenablement, les prédisposent favorablement à l'action des autres médications et les rendent plus efficaces (1).

(1) Willemin. *De l'emploi des eaux de Vichy dans les affections de l'utérus,* 1857.

CHAPITRE II

DES FLEXIONS

Les auteurs ont, pour la plupart, confondu dans une seule et même description, sous le titre commun de déviations de la matrice, les versions et les flexions. Malgré la division et la séparation bien nette établie en 1853 par M. Valleix, le rapport et la discussion à l'Académie conservent la même confusion et les mêmes errements. Comme ces maladies sont complétement distinctes au point de vue de leur forme, de leur mécanisme, comme au point de vue de leur étiologie, de leur symptomatologie, de leur pronostic, j'ai cru devoir en faire un chapitre à part. Certainement, quelques points communs aux déviations en général pourront et devront se rencontrer, le même organe est le siége du mal et, partant, la source de phénomènes communs. Ces points, j'aurai soin de les signaler, sans pourtant y insister, portant au contraire mon attention sur ceux qui présenteront quelque chose de nouveau et pourront servir à compléter les recherches précédentes. L'étude des flexions servira de complément, en effet, à l'étude des déviations, et, cette seconde étude faite, je pourrai avoir la prétention d'avoir fait l'étude médico-chirurgicale des déviations de l'utérus dans l'état de vacuité.

Sans m'arrêter à la division établie par M. Cusco (1) entre les versions et les flexions, ces deux maladies étant,

(1) *Thèse de concours pour l'agrégation*, 1853.

selon lui, aussi différentes les unes des autres que les courbures anormales des os par l'effet du rachitisme ou de l'ostéomalacie diffèrent de leurs déplacements ou luxations, distinction qui ne me semble nullement aussi tranchée ; je décrirai, comme pour les versions, sous un seul et même titre, l'anté et la rétroflexion, pour éviter des répétitions inutiles et d'aucune importance pratique, me réservant d'indiquer, lorsqu'il y aura lieu, ce qui est spécial à l'une et à l'autre de ces variétés.

En disant ce que j'entendais par déviation de l'utérus, j'ai défini la flexion : *Un changement survenu dans l'axe partiel de l'utérus.* Cet organe peut présenter, en effet, des altérations dans sa conformation générale, par suite desquelles l'une de ses faces se trouve placée angulairement, de manière à présenter un sinus en avant ou en arrière. Ces déformations, auxquelles nous conservons le nom de flexion, et que l'on pourrait définir d'une manière plus précise avec Scanzoni : « *L'inclinaison anguleuse de l'utérus, soit en avant dans la cavité vésico-utérine, soit en arrière dans l'espace borné par les plis de Douglas entre le rectum et la matrice,* » ont reçu encore le nom d'incurvations, sous lequel elles sont désignées par quelques auteurs.

Fréquence. — Il y a longtemps que M. Velpeau a signalé la fréquence des flexions et montré l'erreur des praticiens, qui les avaient souvent confondues avec d'autres maladies (1). Simpson, en présentant en 1843 sa sonde utérine comme moyen de diagnostic, dit qu'elle permet de reconnaître les flexions de cet organe trop souvent confondues avec des tumeurs de l'ovaire ou du petit bassin et d'en constater la fréquence. Quand M. Velpeau est venu renouveler ses affirmations devant l'Académie, il a trouvé force incrédules, et à part les recherches de Deville (2), qui

(1) Velpeau. *Gazette des hôpitaux.*
(2) *Revue médico-chirurgicale,* 1849.

signale la déviation comme la lésion la plus commune après le catarrhe utérin, et la flexion comme plus fréquente que la déviation totale, j'ai déjà dit les péripéties qu'avait subies ce genre de déplacement.

Quant au sens dans lequel elle peut s'opérer, d'après le même auteur, la rétroflexion est un fait très-rare, l'antéflexion, au contraire, très-fréquent. Les praticiens sont loin d'être tous du même avis. Simpson, Lée, Huguier, considèrent tous la rétroflexion comme bien plus commune que l'antéflexion, que Bell considère comme le plus rare des déplacements auxquels l'utérus puisse être sujet. J'ai mentionné les résultats de Valleix, Depaul, Gosselin. Des autres recherches auxquelles je me suis livré, je crois pouvoir arriver à cette conclusion que, dans les inflexions congénitales, l'antéflexion est de beaucoup la plus fréquente (recherches de Boulard), quoique plusieurs exemples de rétroflexion aient été notés par Boivin et Dugès, Paul Dubois, Deville, Bell, Cusco, etc., etc. Quant aux flexions accidentelles, tous ou presque tous les auteurs signalent la présence plus grande de la rétroflexion. Néanmoins, je pense que, dans ces circonstances, elle n'a guère plus de tendance à se faire d'un côté que de l'autre, et si la première passe assez souvent inaperçue, c'est que, survenant après l'accouchement, elle se corrige quelquefois avec une très-grande facilité. Elles peuvent d'ailleurs se transformer mutuellement, sans beaucoup de difficultés, et se font souvent dans le sens de l'utérus dévié, lorsque cet organe est déjà le siége d'une version.

Variétés.—La flexion a son siége à une hauteur variable, mais qui correspond presque toujours à l'endroit où le col s'unit au corps, et alors l'étranglement qui existe dans l'état normal est exagéré. Ce siége varie aussi en raison des proportions du corps et du col, suivant les âges, et la flexion siége plus haut chez l'enfant et la jeune fille que chez l'adulte. La flexion est produite par le déplacement du corps sur le col, variété du premier genre (Avrard); par celui du col sur le corps , variété du deuxième genre (Avrard). Suivant cet auteur, cette dernière serait dans les proportions de 1 : : 12 ou 18, mais serait aussi beaucoup plus facile à guérir. Quelquefois le pli se fait sur le corps (Ashwell, Bell, Huguier); dans le cas cité par ce chirurgien, le corps était ployé pour ainsi dire en deux, il en restait une portion dans la direction du col fortement dirigé en arrière, et l'on sentait une tumeur du côté de la vessie : la maladie fut prise pour une antéversion.

D'autres fois le col lui-même est fléchi vers le milieu de sa hauteur (Cusco). Dans tous les cas, l'angle rentrant est toujours plus aigu, moins arrondi que l'angle saillant qui lui correspond sur la paroi opposée de la flexion ; s'il existe en avant, l'utérus n'offre que l'exagération de sa concavité normale. Les flexions peuvent donner à l'organe diverses formes. L'angle étant droit, la matrice ressemble à une cornue (Levret, Baudelocque, Cruveilhier). Enfin, dans les cas plus prononcés, l'utérus est exactement plié en deux et a la forme d'un livre, les deux moitiés de sa face antérieure et postérieure exactement appliquées l'une contre l'autre. Quelquefois l'axe peut être courbé sur une partie de son étendue, de manière que ses deux extrémités, dirigées, soit en avant, soit en arrière, tendent à se rapprocher ; l'utérus offre alors une convexité plus ou moins saillante dans un sens, et une concavité correspondante tournée en sens contraire. La forme de l'utérus peut être encore modifiée d'une manière plus particulière et ressembler à une *S* italique, c'est-à-dire que, tandis que l'une de ses extrémités est fléchie en avant, par exemple, l'autre est infléchie en arrière (Depaul). Deux flexions, au contraire, simultanées et dans le même sens, formant un angle au lieu qui correspond à l'union du col avec le corps de l'utérus, et partant de ce point comme d'un centre pour se porter l'un et l'autre en avant, constituent la variété à *fer à cheval* de Busch. Enfin, la flexion peut ne pas se faire sur une ligne parfaitement horizontale, mais un peu oblique, et alors anté-latéro-flexion plus fréquente à gauche qu'à droite.

Les inflexions ont été divisées en congéniales et accidentelles, simples et compliquées; c'est cette dernière division que j'adopterai comme pour les versions.

1. — Étiologie.

1º Causes prédisposantes générales.

A. *Age.* — Les flexions se montrent à tout âge. Les faits signalés par tous les auteurs, et contrôlés par l'observation, doivent faire admettre la division formulée par M. Jobert, acceptée par MM. Huguier, Velpeau, Moreau et P. Dubois (discussion de 1849), démontrée plus tard par des recherches anatomiques, et consacrée par le rapport de M. Depaul, les opinions de Cazeaux, Robert (discussion de 1854), entre les flexions congéniales et acquises. M. Jobert rapporte les premières à un arrêt de développement de l'organe et de ses parties constituantes : « Quand on examine, en effet, des utérus affectés de déviations congéniales, on voit qu'il y a une atrophie dans toutes les parois qui sont dans le sens de l'obliquité ou de la courbure; il en est de même des vaisseaux qui rampent dans cette région de la séreuse qui enveloppe la partie atrophiée de l'utérus et des annexes de ces organes; toutes ces parties sont également atrophiées. Il y a, en un mot, un vice de conformation qui dépend d'un changement survenu dans la texture de l'organe (1). » Mais la flexion congéniale n'est pas toujours telle que l'entend M. Jobert, la conséquence d'un arrêt de développement, elle peut exister sans atrophie de l'organe, et même constituer un véritable état physiologique. L'étude du développement de l'utérus montre que les deux parties

(1) Jobert, *Discussion à l'Académie*, 1849.

qui le constituent, le corps et le col, ont chacune un mode
de développement à part. Le corps est à l'état rudimentaire
à l'époque de la naissance, et conserve cette infériorité jusqu'à la puberté, alors que le col, qui a débuté le premier,
offre déjà des proportions considérables. Pendant la vie
intra-utérine, le corps de l'utérus a en effet tout au plus le
seizième de la longueur verticale de l'organe ; à la naissance,
il n'en a que le quart : différence assez facile à constater chez
un enfant nouveau-né, où j'ai trouvé pour le corps 8 millim.,
le col 20 millim. Quant au volume, tandis que le corps est
mince, membraneux, flottant, pour ainsi dire, sur le col,
celui-ci est épais et volumineux. A l'union de ces deux parties existe un étranglement très-marqué sur les côtés, et un
amincissement très-sensible aussi d'avant en arrière qui
donne au col la figure d'un col allongé en pain de su-
cre, au sommet duquel est inséré le corps flexible en tout
sens. Quant à l'épaisseur, la paroi postérieure paraît avoir
plus du double d'épaisseur que l'antérieure dans toute l'é-
tendue du corps et du col, et il résulte de cette inégalité
de longueur et d'épaisseur une tendance légère à s'incliner
en avant, une antéflexion réelle qui se fait au niveau de l'é-
tranglement ou rétrécissement dont j'ai déjà parlé. Il existe
donc une antéflexion congéniale, produite par le mode de
développement de l'utérus, mais qui sera encore sollicitée
ou favorisée par la brièveté du cul-de-sac ou repli péritonéal utéro-vésical, par la disposition des ligaments ronds,
par la position de la matrice au-dessus du détroit supérieur
du bassin, par la pression des viscères abdominaux. Mais
ce fait est loin d'être aussi constant qu'a tendu à le prouver
M. Boulard, en le généralisant sous forme de loi, et posant
ce principe, que *chez le fœtus, la jeune fille et la femme qui
n'ont pas fait d'enfants, il existe une antéflexion constante,
normale, qui ne disparaît que par le fait même de la grossesse* (1). L'antéflexion peut bien exister dans l'enfance ; et

(1) Boulard, *De l'utérus* (*Thèse de Paris*, 1851).

les quelques recherches auxquelles je me suis livré avec feu M. le docteur Albert, quoique en petit nombre, semblent militer en faveur de cette opinion que M. Depaul repousse complétement, et dont il attribue la source à un état purement cadavérique. Selon cet accoucheur distingué, l'expansion intestinale après la cessation de la vie agirait avec beaucoup plus de force, lorsque les organes n'obéissent qu'aux lois de la matière; et l'abaissement, le refoulement, soit en avant, soit en arrière, les flexions de cet organe ne sont que des effets purement cadavériques. Les recherches de M. Gosselin, celles même de M. Depaul, les faits de Cazeaux, m'autorisent à admettre l'opinion de M. Boulard : la fréquence ou plutôt la possibilité fréquente de l'antéflexion, comme état physiologique chez le jeune enfant. Mais quant à la seconde partie de sa conclusion, la disparition de cet état seulement par la grossesse, les faits sont trop nombreux, trop multipliés contre cette manière de voir, pour qu'elle puisse être admise. L'antéflexion, lorsqu'elle existe chez les enfants, n'existe plus après la puberté chez la vierge, la nullipare; et c'est à cette époque-là, en effet, que doit s'opérer le redressement de l'utérus. A cette époque, l'appareil génital prend un accroissement subit; la nutrition, qui s'était faite aux dépens des autres organes de l'économie, se fixe sur l'utérus, et amène les modifications suivantes : en peu de temps, le corps égale la longueur du col, et l'étranglement qui siégeait si haut divise maintenant l'organe en deux parties égales; l'accroissement porte surtout sur les parois de l'utérus, jusqu'alors assez peu résistantes; elles prennent une épaisseur et une densité considérables; et si le développement est régulier, si elles s'équilibrent, d'après l'expression de M. Cusco, l'utérus se redresse, sa concavité disparaît. Quant à la cause de l'erreur commise par M. Boulard, ne pourrait-on point la trouver dans la disposition même qu'il veut que la grossesse seule puisse corriger. Si l'inflexion existe et est un peu considérable, la conception est impossible, et alors l'examen démontre une flexion chez une femme qui n'a pas fait d'enfants. La flexion est cause et effet en même temps.

L'antéflexion physiologique se corrige à la puberté; il n'en est pas de même des inflexions anté, rétro ou latéro, produites par des vices de conformation; elles seront ordinairement toujours incurables, et persisteront toute la vie. A part ce genre de flexion, le déplacement, comme pour la version, a lieu surtout dans la période de la vie où l'organe est en fonctions. L'âge de la puberté qui expose les femmes à une conception prématurée, à des excès de coït, exerce une grande influence sur la production de ces accidents. Sur 43 malades de Scanzoni, 41 s'étaient mariés, 29 de 16 à 18 ans, 12 de 19 à 39 ans. Comme pour la version, persistance de la flexion après la ménopause, mais sans troubles aucuns.

B. *Tempérament.* — *Constitution.* — *Diathèses.* — Le tempérament lymphatique, une constitution faible, et les divers états généraux déjà signalés pour les versions, conservent ici la même valeur que pour les premières, et si je suis disposé à admettre comme cause primordiale, avec M. Nélaton « qu'une disposition spéciale, congénitale ou acquise, physiologique ou pathologique, est la condition première, même indispensable, de ces déformations de l'utérus, dont l'étiologie reste encore entourée de beaucoup d'obscurité, » je crois qu'on peut rattacher avec avantage cette disposition première, physiologique ou pathologique, à un de ces états généraux ou diathésiques dont j'ai parlé, et sous l'influence desquels l'utérus, lésé dans sa nutrition, pourra être plus accessible aux différentes pressions dont son tissu et sa forme pourront être l'objet. A l'appui de cette manière de voir, Kiwisch a surtout insisté sur un état d'atonie qui se traduit par des manifestations générales, chloro-anémie, etc., etc., et qui, portant son action sur l'utérus, le relâche et le dispose à s'infléchir. C'est ainsi que l'on voit survenir spontanément, chez des femmes pâles, lymphatiques, des inflexions plus ou moins prononcées (observations de Boivin et Dugès).

Profession. — Le défaut de soins après l'accouchement à terme prédispose d'ordinaire l'utérus à se déplacer : or, ce manque de soins, cette absence de repos, cette brusque reprise des travaux pénibles, se remarquent surtout dans les classes inférieures de la société, celles qui viennent souvent réclamer les soins dans les hôpitaux. Si les médecins observent moins, d'après Mayer (classe riche, 83; classe pauvre, 44), les flexions chez les femmes pauvres que chez les femmes aisées, c'est que les premières sont moins sensibles à la douleur et à la fatigue, supportent plus facilement les désordres locaux qu'elles n'ont pas le temps de soigner, éprouvent un retentissement moins pénible sur les autres fonctions, reculent enfin devant l'embarras et les frais de la visite du médecin, et vont mourir à l'hôpital, où l'autopsie démontre la lésion qui avait existé pendant la vie.

OBSERVATION VI. — J'ai été consulté ces jours derniers par une femme des environs, qui, à la suite d'un effort, le lendemain de son accouchement, présentait une rétroflexion assez marquée du col. Malade depuis près de six ans, elle ne s'est décidée à aller voir un médecin que sur les instances de la femme de son propriétaire, qui lui a fait craindre une lésion organique de l'organe.

2° Causes prédisposantes locales.

A. *Conditions anatomiques et physiologiques.* — La position de l'utérus entre une puissance agissant de haut en bas, pression des viscères jointe à l'action musculaire, et une puissance ou plutôt une résistance offerte en bas par le plancher périnéal, expose cet organe aux flexions dans tous les actes physiologiques. M. Velpeau explique ce mécanisme de la manière suivante : le corps abaissé appuie fortement sur le plancher périnéal, et si cette action est continue pendant quelque temps, comme dans la position assise, par le poids des viscères supérieurement refoulés, la déviation aura lieu. Si le col a conservé sa mobilité, ce sera une déviation en totalité; si au contraire le col se trouve fortement fixé, ce sera une inflexion qui se produira.

L'utérus est surtout disposé à fléchir accidentellement par la seule action des causes mécaniques, s'il présente dans son tissu une modification qui le prédispose à cette déformation. Ces modifications, nous les trouvons dans les diverses conditions physiologiques qui diminuent la consistance et changent le volume de la matrice. J'ai déjà parlé de l'influence de la menstruation, de la congestion périodique sur la consistance du tissu utérin. A l'époque menstruelle, une secousse violente, une chute peut provoquer ces accidents (observations de Piachaud). Après l'accouchement, les flexions surviennent chez les femmes qui veulent se lever et marcher trop tôt. Après l'avortement (c'est une opinion répandue dans les classes inférieures, qu'un avortement est une chose plus simple qu'un accouchement à terme) les femmes gardent moins longtemps le repos après leur délivrance, et reprennent des travaux pénibles et fatigants avant que l'utérus soit reposé de la secousse, et entièrement revenu sur lui-même. On comprend que le fond de cet organe, encore lourd, volumineux et engorgé, ait de la tendance à céder à l'action des diverses causes occasionnelles.

B. *Engorgement.* — L'influence de l'engorgement ne saurait non plus être méconnue et si l'engorgement a été si souvent confondu avec la rétroflexion, on ne peut induire de là, que ces deux maladies n'existent pas quelquefois en même temps. Le volume du corps engorgé prédispose à la flexion alors que l'engorgement du col peut aussi le produire. Le col étant ramolli par l'engorgement, l'utérus pressé par le poids des intestins qu'il supporte, refoulé dans les différents efforts qui se produisent dans la défécation, l'émission des urines a une tendance à s'infléchir sur le col qui n'est plus assez solide pour le maintenir dans son axe.

C. *Causes efficientes ou mécaniques.* — La métrite qui se déclare, ainsi que l'établit M. P. Dubois, à la suite de l'accouchement, l'avortement, l'époque menstruelle peut devenir cause efficiente de deux manières différentes : 1° en ramollissant le tissu utérin ; 2° en se circonscrivant dans une partie de l'organe, en hypertrophiant en quelque sorte une partie aux dépens de l'autre ; la flexion alors proportionnée à l'étendue de l'inflammation en suit la marche et disparaît avec elle. Je crois cette cause moins fréquente que ne tend à l'établir ce célèbre professeur et attacherai plus d'importance à la défécation, l'accouchement, la toux, le vomissement, l'effort, les autres maladies de l'utérus, du col du vagin, des ligaments larges du péritoine, toute maladie pouvant amener des adhérences.

Je me suis déjà expliqué sur l'action des efforts physiologiques, tels que ceux de la défécation, l'émission des urines, je dois encore signaler le coït qui peut engendrer toutes les déviations et surtout l'antéflexion. Voici comment M. Saussier à qui j'emprunte cette opinion explique le mécanisme de cette action qui me semble fort équivoque : « Le pénis, passant entre la partie antérieure du vagin et le col, pousse ce dernier en arrière, force le col de l'utérus à basculer en avant et produit l'antéflexion (1). » La disproportion entre les organes génitaux ou l'abaissement de l'utérus me sembleraient au moins devoir être invoqués. L'antéversion ou la rétroversion préexistante sont souvent cause occasionnelle. M. Cazeaux et autres auteurs ont pu être témoins de cette transformation ; le même utérus

____

(1) Saussier. *Études sur la déviation de l'utérus* (*Gazette des hôpitaux*, 1853).

dont cet accoucheur avait constaté ou fait constater le déplacement, offrait peu de temps après une véritable flexion. Cette cause est d'autant plus puissante, que d'après le même auteur, il n'y aurait que ce genre de flexion qui fût susceptible de guérison (1).

Les manœuvres de l'accouchement jouent un rôle important dans la production des flexions et l'on peut poser ce principe d'après les recherches de Scanzoni, que les accouchements artificiels sont bien plus dangereux, à ce point de vue, que les naturels. Les grossesses gémellaires qui dilatent outre mesure la cavité utérine lui laissant un poids excessif et un volume anormal; l'allaitement abandonné à des personnes étrangères en enlevant à la matrice cette surexcitation due à l'état reflexe qui ne contribue pas peu au retrait de l'utérus sur lui-même, sont pour cet auteur, comme toutes conditions qui ramollissent la matrice et la rendent accessible aux pressions voisines, autant de causes efficientes.

M. Huguier pense qu'on n'a pas assez insisté sur la secousse, les ébranlements de l'utérus à la suite d'une chute d'un lieu plus ou moins élevé, d'une brusque secousse, d'un faux pas, l'action du décubitus trop longtemps prolongé dans les maladies chroniques, les changements opérés dans les moyens d'union et de suspension, de contention de l'utérus comme le relâchement des symphyses pubiennes dont M. Martin a communiqué quelques exemples à la Société de chirurgie.

D. *Adhérences, tumeurs diverses.* — Wirchow, remarquant la fréquence des flexions au niveau de l'orifice interne du col, a accusé les rapports anatomiques, l'adhérence intime du col avec la face postérieure de la vessie. La plus grande quantité des antéflexions seraient dues à ce changement dans les moyens de fixité de l'utérus, changement

(1) Cazeaux, *Discussion à l'Académie*, 1854.

qui surviendrait à la suite de péritonites partielles dans le plus grand nombre des cas. Osiander cite un cas de rétroflexion par la présence d'adhérences, entre le fond de l'utérus et le péritoine du cul-de-sac recto-utérin. Les tumeurs fibreuses développées dans l'épaisseur des parois utérines, les déforment et donnent lieu à des inflexions secondaires, alors que des tumeurs développées dans le voisinage produisent aussi le même résultat. Dans un cas où il existait des adhérences entre le fond de l'utérus et la face antérieure du sacrum, une tumeur dans le cul-de-sac rétro-utérin, Huguier a eu occasion d'examiner une rétro-flexion particulière : la tumeur, située en-dessous de l'adhérence en prenant de l'extension, avait porté la partie moyenne de l'utérus en avant vers le vagin, tandis que les deux extrémités étaient retenues vers le fond par la fausse membrane, le col par les ligaments utéro-sacrés. Il existait dans un autre cas : 1° un kyste dans le tissu fibro-séreux de la face postérieure de l'utérus, 2° un kyste dans une des franges de la trompe (1).

La grossesse extra-utérine, entre autres, peut aussi produire les flexions, et, dans un cas, avait déterminé une antéflexion. Quant aux latéro-flexions, tantôt l'utérus est tiré directement par le ligament large, celui de l'ovaire ou la trompe, lorsque ces parties deviennent le siége d'une tumeur plus ou moins volumineuse et pesante, tantôt entraîné par le retrait des tissus, la rétractilité de l'élément cicatriciel, lorsqu'un abcès s'est ouvert dans un des ligaments larges, ou quelquefois par la brièveté du ligament large correspondant.

Cette dernière variété est d'ailleurs plus rare à cause de la position de l'utérus maintenu en équilibre entre les ligaments larges, les ronds, la trompe et l'ovaire, à cause du diamètre transversal de l'utérus plus étendu et offrant plus de difficultés pour le renversement.

(1) Debout, *Bulletin de thérapeut.*, t. XXVIII, 1850.

En résumant l'étiologie des flexions : mêmes motifs que les versions, nécessité de la prédisposition, mais influence mécanique plus directe, plus certaine que pour les déviations de la totalité de l'organe.

2. — Symptomatologie.

Les différents moyens d'exploration mentionnés à propos de la déviation peuvent ici rendre sinon de plus grands, du moins les mêmes services. Après le soin préliminaire indispensable de faire écouler l'urine et de débarrasser le rectum de son contenu, le toucher sera pratiqué d'abord dans la position verticale, afin de pouvoir apprécier s'il existe un certain degré de version dans la flexion ; puis dans la position horizontale. Pour apporter plus de précision, on emploie en même temps le palper hypogastrique et le toucher : l'utérus étant bien fixé par la main appuyée sur l'hypogastre, c'est sur les côtés de ce viscère, d'après le conseil de madame Boivin, qu'on promène le doigt indicateur en côtoyant la courbure anormale que la maladie lui imprime. Cette manœuvre est plus facile à opérer du côté gauche, si l'on se sert de la main droite pour pratiquer le toucher, et *vice versâ*. Après avoir apprécié la position du col, le doigt sera porté en arrière, de manière à explorer le plus haut possible la face postérieure de l'utérus. Les signes fournis par le toucher sont : du côté de la concavité de la courbure, la sensation d'un angle rentrant ou sinus, dans lequel s'insinue la pulpe du doigt, qui apprécie tout à la fois la hauteur de la flexion, son degré, sa forme ; sur la face opposée le doigt peut remonter assez haut : au lieu de sentir le corps de l'utérus faisant suite à la direction du col, il perçoit un vide et peut contourner quelquefois l'angle arrondi opposé à l'inflexion. Par le palper et le toucher, on peut essayer de mouvoir l'utérus en divers sens, afin de savoir jusqu'à quel point il est libre d'adhérences qui pourraient rendre la guérison tout à fait impossible.

Dans les cas douteux de rétroflexion, le toucher rectal peut être utile de la manière suivante : en même temps que l'index touche par l'intestin, on place dans le vagin le pouce de la même main et on cherche à saisir entre ces deux doigts la longueur du viscère, que l'on peut ainsi apprécier mieux que par tout autre procédé. On ne trouve pas à celui-ci de grandes difficultés chez les femmes maigres qui ont eu des enfants, celles qui ont abusé du coït ou ont une leucorrhée habituelle (Boivin et Dugès).

Par l'examen au speculum, si le col n'a subi aucune déviation, on doit apercevoir la lèvre antérieure dans une plus grande étendue que la postérieure ; si on les voit également, le col est un peu dévié en avant; si on n'aperçoit que la lèvre antérieure ou postérieure, c'est que le déplacement est considérable en avant ou en arrière (1).

Quant au cathétérisme, il constitue pour quelques auteurs le moyen par excellence de reconnaître les inflexions (Robert, Huguier, Velpeau, Simpson, Valleix). Les signes qu'il fournit sont : 1° l'arrêt de la sonde à une petite profondeur, et la nécessité, pour la faire pénétrer davantage, d'en changer la direction par un mouvement de bascule et par le renversement de sa courbure d'un sens dans un autre ; 2° la connaissance de l'étendue de la cavité utérine et, par conséquent, l'appréciation du volume de l'organe ; 3° la direction exacte du col ; 4° enfin, la réductibilité ou l'irréductibilité de l'inflexion et la présence d'adhérences qui doivent s'opposer à toute tentative de curation.

La sonde a certainement de grands avantages, et je n'hésite point à conseiller de se servir de ce moyen dans les cas de flexion ; mais il faut se rappeler que son introduction

(1) Comme caractère des flexions, on a encore noté l'aspect béant de l'orifice utérin produit par le renversement de la lèvre correspondante à la convexité de la flexion.

ne se fait pas toujours sans douleurs, et qu'elle peut quelquefois provoquer des accidents graves.

Appliquons maintenant chacun de ces signes à l'anté et à la rétroflexion. Dans l'antéflexion, en promenant le doigt dans le cul-de-sac vaginal, on trouve cette partie postérieure parfaitement libre, on peut même sentir par là le coude formé par le corps au-dessus du col ; dans le cul-de-sac antérieur, tumeur saillante, globuleuse, régulière, qui se termine par une surface arrondie contre la symphyse pubienne. Entre cette tumeur et le col, qui a plus ou moins conservé sa direction normale, se trouve un espace, une sorte de rainure dans laquelle l'extrémité du doigt s'engage, et, en suivant le conseil de madame Boivin, on arrive à être certain que le col et la tumeur se continuent et forment un angle plus ou moins ouvert dans le sinus duquel le doigt pénètre. Par le palper hypogastrique, on sent très-facilement la tumeur en arrière du pubis, et on apprécie très-bien la forme et le volume de l'utérus. Par le rectum, on trouve le plus souvent une saillie du col plus marquée qu'à l'état normal ; puis, en portant le doigt plus haut, on ne trouve pas le corps de l'utérus faisant suite à son col, mais on sent une espèce de coude se renversant en avant. L'examen au speculum n'est pas parfaitement utile, et le cathétérisme indique facilement le sens dans lequel s'est effectuée la flexion.

Dans la rétroflexion, le doigt rencontre le col ayant conservé sa direction normale, mais porté un peu en avant; le cul-de-sac antérieur parfaitement libre, le doigt passe entre le col et le pubis et est parfaitement apprécié par la main placée sur l'hypogastre. Dans le cul-de-sac postérieur, on trouve une tumeur globuleuse régulière arrivant au niveau du col et séparée de lui par une rainure dans laquelle le doigt s'engage et reconnaît la continuité. Par le palper hypogastrique, on sent très-bien que le corps de l'utérus ne fait pas suite immédiatement au col par en haut, mais qu'il y a là un coude dirigé en arrière, qui empêche de reconnaître et de saisir le fond de la matrice. Par le rectum, tumeur globuleuse, dure, faisant une saillie notable dans l'intestin. En combinant le toucher avec le palper hypogastrique, on sent qu'elle se continue avec le col à travers la cloison recto-vaginale; on sent, du reste, très-bien la rainure déjà signalée, puis le col de l'utérus. Mêmes réflexions pour le speculum et le cathétérisme.

Quant aux latéro-flexions, les signes fournis par le toucher ne laissent aucune incertitude à leur égard, et je n'y insiste point à cause de leur peu d'importance pratique.

Quant aux troubles de voisinage, ils existent ou n'existent qu'à peine, selon que l'inflexion est congéniale ou accidentelle. Ces dernières sont presque toujours la cause de gêne et même quelquefois de douleurs vives, alors que les premières ne sont la cause d'aucune souffrance. Le rectum et la vessie se sont peu à peu habitués au voisinage d'un utérus mal conformé, et à part les douleurs de la dysménorrhée et l'obstacle que parfois ce vice de conformation oppose à la conception, la femme n'a pas autrement à s'en plaindre.

Quant aux accidentelles, les symptômes qui peuvent résulter de la pression de l'utérus infléchi sur la vessie ou le rectum sont moins marqués que pour les versions, à cause du volume moindre de la partie qui comprime.

Mais on ne saurait admettre, avec M. Cusco, qu'ils sont complétement nuls, « à moins que l'utérus ne soit hypertrophié ou engorgé. » La constipation peut s'observer également quand la matrice pliée en deux occupe dans le petit bassin un espace plus considérable, et alors nécessairement le rectum est comprimé (observation de Piachaud). Quant à la vessie, si la rétention d'urine n'existe pas dans les flexions à l'état de vacuité, les auteurs ont signalé des envies fréquentes d'uriner, phénomène qui s'explique, parce qu'une partie de la matrice, corps ou col, venant appuyer sur le col de la vessie, y occasionne une sorte de titillation qui provoque l'émission des urines (Velpeau, Boivin et Dugès, Piachaud).

Menstruation. — Tout en refusant aux flexions toute action sur l'état général des femmes et les regardant comme des anomalies très-inoffensives, M. P. Dubois admet qu'elles cessent de l'être par une raison tout à fait locale. Cette raison, c'est l'occlusion partielle, ou du moins le rétrécissement de la voie que le sang menstruel doit parcourir pour s'écouler à l'extérieur. La coexistence de ces deux faits, inflexion et dysménorrhée, est à peu près constante. M. Hervez de Chegoin a décrit les caractères de cette difficulté dans l'émission du flux menstruel, en disant que les douleurs ne surviennent que pendant l'écoulement même, qui, au lieu d'être continu et de se faire goutte à goutte, est intermittent, en sorte que le sang stagnant dans la cavité de la matrice s'y coagule et est expulsé sous forme de petits caillots. Ces symptômes trouvent leur explication dans l'étroitesse de l'orifice utérin, amenée par un degré de flexion plus ou moins prononcé. Quelquefois les douleurs se montrent trois, quatre, cinq jours avant l'époque menstruelle, et cèdent à l'instant où les règles paraissent. C'est à cette cause sans doute qu'il faut rapporter les coliques violentes que les femmes accusent et le soulagement manifeste qu'elles ont éprouvé par la dilatation, au moyen de bougies et de sondes du collet rétréci.

Stérilité. — Quel que soit le genre de flexion et quel qu'en ait été le mode de production, la stérilité sera probable toutes les fois que les deux parties de l'organe formeront un angle rentrant assez prononcé. Je dis probable, car madame Boivin et Dugès, sans parler des autres auteurs, rapportent trois faits d'antéflexion qui n'ont pas empêché l'imprégnation d'avoir lieu et la grossesse de suivre son cours régulier, alors qu'ils citent un peu plus loin deux faits de rétroflexion qui ont amené l'avortement. Quelle

que soit l'explication qu'on adopte sur la position normale
du col, dans ces circonstances, il n'en est pas moins certain
qu'une flexion très-prononcée, celle, par exemple, qui atteint l'angle droit ou le dépasse, pourra mettre un véritable obstacle à la menstruation. Les lois physiologiques
qui nécessitent la rencontre de l'ovule et du sperme dans
l'intérieur de la matrice ou des trompes ne peuvent être
remplies par le défaut du parallélisme des axes de la verge
et de l'utérus, et, à défaut de cette raison théorique, le cas
de grossesse après le redressement de l'utérus (Velpeau,
Valleix, Avrard) chez des femmes qui n'avaient jamais été
enceintes, ou qui, l'ayant été, n'ont pas pu le devenir sans
ce moyen, corroborent complétement cette influence des
flexions sur la conception. J'ai déjà cité, à propos des
versions, des faits de stérilité intermittente; mais c'est
surtout à propos des flexions qu'on pourrait ramasser des
cas de ce genre (faits d'Avrard).

Troubles généraux. — Je n'ai insisté à propos des
flexions que sur quelques-uns des symptômes locaux,
de voisinage ou fonctionnels qui pourraient offrir quelque
différence ou quelque détail laissé dans l'ombre à propos
des versions; il me suffira actuellement de mentionner
comme communs à toutes les déviations, la fatigue, les
douleurs dans les aines, la région lombaire, la pesanteur,
la leucorrhée, etc., etc., l'absence complète de tous ces
symptômes chez quelques malades, leur exagération et
leur retentissement sur tout l'organisme chez quelques
autres, leur gravité suivant qu'ils se présentent chez telle
ou telle femme dans telle ou telle condition. Ce sont des
symptômes, ai-je dit, communs à toutes les maladies de
l'utérus, et il est facile de comprendre l'erreur signalée par
M. Velpeau d'une antéflexion prise pour une maladie du
col. Les douleurs vives dans les aines, les reins, la région ilia-
que, les vomissements, les douleurs dans le ventre, la constipation, les désordres nerveux avaient amené un état de

marasme et de consomption auquel elle finit par succomber; l'autopsie faite avec Pelletan, démontra une inflexion à angle aigu (Velpeau, *Leçons recueillies par Pajot.*)

Les considérations dans lesquelles je suis entré à propos des déviations touchant leur importance, la cause des troubles généraux et sympathiques dont elles peuvent être l'objet, les complications dont elles peuvent s'accompagner justifient l'importance qu'on a accordée dans ces derniers temps aux flexions, et, sans partager les exagérations de M. Velpeau, je ne saurais non plus accepter la qualification d'*anomalies inoffensives* que leur donne M. Dubois, l'espèce d'absolution, au point de vue pathologique, que leur accorde M. Depaul, et crois que désormais ce genre de déviation a pris rang dans la pathologie utérine. Si les flexions congéniales sont tout à fait du ressort de l'anatomie pathologique et passent ordinairement complétement inaperçues, il n'en est pas de même des flexions acquises ou accidentelles, qui, comme les versions, peuvent être simples ou compliquées et présentent dans l'un ou l'autre cas, le phénomène qui nous a paru rendre compte des souffrances de la malade et des heureux résultats de quelques moyens thérapeutiques, je veux parler de la mobilité ou du ballottement. Les flexions simples peuvent passer à leur tour inaperçues, ou par les accidents auxquels elles donnent lieu, appeler l'attention du praticien ; les flexions compliquées devront toujours être soumises aux recherches de l'analyse clinique.

Complications. — Parmi les complications, je trouve d'abord, d'après Dubois, Cazeaux, Scanzoni, les modifications histologiques ou les changements qui surviennent dans la structure de l'utérus.

L'utérus est disposé à toute espèce de modification histologique par la faiblesse et le gonflement de son parenchyme; la flexion agit non-seulement sur la couche musculaire, mais encore sur la portion interne parcourue par de nombreux vaisseaux. La nouvelle position accidentelle amène d'abord une stase sanguine, par suite, une inflammation de la muqueuse qui se traduit au dehors par des écoulements sanguins, muqueux ou purulents et à la suite de la destruction de l'épithélium on voit se produire des érosions, des excoriations, des tumeurs. Les troubles circulatoires se terminent par la formation d'un plasma, qui se loge et s'organise dans les parois de la matrice et donne naissance à l'engorgement chronique; il n'est pas rare de voir ces lésions s'étendre au péritoine et causer même des péritonites dangereuses. Les changements de texture peuvent ainsi être cause et effet, et l'engorgement siégeant au fond de l'utérus explique la prédisposition qu'ont les flexions à se compliquer de versions.

J'ai déjà mentionné, à propos des formes des flexions, la possibilité de cette complication qui, malgré le chapitre à part que lui consacre M. Valleix, peut parfaitement être rangée dans celui des flexions, reconnaît les mêmes causes, accuse les mêmes symptômes, réclame le même traitement, mais doit cependant être signalée au point de vue du diagnostic et pour l'explication des courbures diverses que peut prendre l'organe. Comme la déviation dont elles s'accompagnent, les flexions peuvent aussi être compliquées de catarrhe utérin, de granulations, excoriations, ulcérations, de métrite que M. Cusco regarde comme un phénomène essentiel et ayant toujours existé à une période quelconque de la maladie. La rareté de la métrite démontrée par les altérations anatomiques, l'absence de suppuration, d'adhérences, etc., etc., me font croire que cet auteur a de beaucoup dépassé les résultats d'une saine observation. L'engorgement et les ulcérations du col sont regardés par les auteurs anglais, et par Lee en particulier, comme une des complications ordinaires de la rétroflexion. Rigby a signalé une autre complication spécialement propre à la rétroflexion de l'utérus : c'est l'engorgement ou l'inflammation chronique des ovaires par suite de la présence du corps de l'utérus sur ces organes. L'utérus appliqué sur l'un ou sur l'autre, ou sur les deux à la fois, y produirait une certaine tuméfaction.

Marche. — *Durée.* — *Terminaison.* — Rien de particulier, pour la marche, et la durée, qui n'ait été noté à propos des versions. Quant aux modes de terminaison, M. Dubois les regarde comme à peu près incurables. Distinguant l'incurvation de l'inflexion et regardant cette dernière comme congénitale, par conséquent incurable, ce professeur admet qu'elle peut accompagner la déviation, et alors c'est une véritable incurvation qui peut être corrigée, mais avec de faibles chances d'un succès permanent. M. Jobert admet que les déviations acquises ou accidentelles sont remédiables; mais bien que les phénomènes soient en apparence locaux, il ne faut pas oublier qu'ils tiennent à des modifications de tissu qu'il faut ramener à l'état normal si l'on veut obtenir une guérison définitive. Enfin M. Cazeaux pense que parmi les inflexions accidentelles, celles qui sont consécutives aux déviations sont à peu près les seules que l'on peut espérer de guérir : en remédiant au déplacement primitif, on peut espérer de faire cesser l'inflexion qui l'a causé. Admis dans des cas aussi restreints par ces auteurs, le mode de terminaison par la guérison radicale est cependant possible, et aux résultats de Velpeau, Valleix, il me serait facile d'ajouter ceux de Robert, Huguier, Piachaud, Avrard, etc., etc. Quelquefois même la guérison a pu se faire spontanément et le redressement être complet sans aucun secours de l'art. M. Malgaigne (1) cite deux cas de ce genre, et M. Maunoir (2) a vu le même phénomène s'opérer sous ses yeux. Des erreurs de diagnostic ne peuvent ici avoir été commises, et il est facile de comprendre

(1) Malgaigne, *Gazette des hôpitaux*, 1850.
(2) Maunoir, *Revue médico-chirurgicale de Paris.*

que la flexion causée par un accident passager a pu cesser immédiatement après la cause agissante.

La grossesse, quand elle est possible, peut amener une guérison momentanée ou définitive. La distension forcée de l'étranglement qui sépare le col du corps de l'utérus, le redresse forcément, mais avec lenteur et pourra rendre à ses deux parois, des dimensions égales ; il faudra avoir soin cependant de surveiller la marche de la grossesse et combattre l'avortement qui peut en être la conséquence.

Celles qui sont consécutives ou ont amené une lésion organique due à une inflammation limitée à telle ou telle partie de l'utérus et qui sont maintenues par une espèce de rétraction semblable à celle qu'on observe dans les muscles et les tendons, ne sont point susceptibles du même mode de terminaison et ne peuvent être soumises sans danger à l'emploi des moyens mécaniques.

Enfin, la mort pourrait quelquefois arriver : à part le fait de Velpeau déjà cité, Scanzoni parle d'une femme porteur d'une flexion, qui mourut subitement. L'utérus, d'un volume considérable, était gonflé de sang ; un caillot avait bouché l'orifice utérin et s'était opposé à l'écoulement des liquides par le vagin, d'où sans doute rupture de l'organe (1).

Anatomie pathologique. —Le volume du corps n'est, le plus souvent, nullement accru dans les inflexions congénitales, il est même quelquefois diminué. Dans les inflexions accidentelles, Kiwisch prétend qu'on rencontre presque toujours une augmentation générale, et particulièrement un allongement du diamètre longitudinal de l'utérus. Les auteurs qui s'occupent du cathétérisme prétendent aussi avoir contrôlé cette observation, et vu la sonde pénétrer jusqu'à 7, 8 et même 9 centimètres. En même temps, le tissu utérin présente un certain degré de ramollisse-

---

(1) Scanzoni, *Traité pratique des organes sexuels de la femme,* 1859.

ment sur lequel Kiwisch insiste beaucoup, mais qui, dans le cas d'inflexion invétérée, est remplacé même par un certain degré d'induration ou d'hypertrophie. Le col utérin et le pourtour de l'endroit infléchi se distinguent, dans tous les cas, du reste de l'organe par leur extrême mollesse et leur couleur pâle ou jaunâtre. Scanzoni serait même disposé à attribuer ce changement à une dégénérescence graisseuse accompagnant l'atrophie du tissu musculaire ; le canal cervical est rétréci ; un mucus, tantôt clair et très-fluide, tantôt jaunâtre et sanguinolent, remplit la cavité utérine. Son abondance dépend de l'intensité du catarrhe qui accompagne la flexion et des obstacles opposés à sa sortie. Kiwisch a vu, sur un cadavre, une accumulation de liquide, une véritable hydrométrie résultant d'une flexion prononcée. L'épaisseur respective des parois est toujours changée du côté de la convexité : la paroi est relativement ou absolument augmentée, quelquefois notablement hypertrophiée ; la paroi opposée plus mince relativement ou atrophiée réellement, surtout au niveau du pli. Le tissu utérin présente quelquefois, mais rarement, ai-je dit, les traces de l'inflammation, que l'on retrouve plutôt dans le péritoine, sous forme de brides d'adhérence. Dans l'anté-flexion, la vessie est quelquefois entraînée dans le fond de l'angle rentrant ; tantôt unie moins intimement à l'utérus, elle n'est que légèrement tiraillée vers son bas-fond. Dans la rétroflexion, le fond de l'utérus tombe dans l'excavation de Douglas, et comme il n'est pas retenu par la vessie, il s'abaisse de plus en plus, et on le trouve souvent placé sur un plan inférieur à celui du col.

Les longs détails d'anatomie pathologique dans lesquels je suis entré sont justifiés par le silence de presque tous les auteurs sur ce sujet, et, comme nous le verrons à propos du traitement, par l'inutilité, le danger des moyens réputés propres à redresser d'une manière permanente l'utérus infléchi.

3. — Diagnostic et pronostic.

Les signes fournis par les modes d'exploration que j'ai déjà indiqués serviront toujours à établir le caractère des flexions. Lorsque le toucher vaginal nous fera sentir le col utérin le plus ordinairement dans sa position normale, quelquefois cependant incliné en arrière ou en avant, puis la courbure en cornue, et enfin une continuité de tissus entre le col et la tumeur, qui fera saillie du côté de la vessie ou du rectum, l'existence de la flexion ne saurait être douteuse. J'ai déjà parlé des avantages du palper hypogastrique, des difficultés, mais des bons résultats du toucher rectal, qui permet, dans les cas de rétroflexion, de sentir une tumeur lisse arrondie sensible à la pression mobile et continue avec le col utérin, ce dont il est facile de s'assurer en imprimant des mouvements à cette partie de l'organe. Quelques cas d'erreur, l'existence d'un seul signe physique, la possibilité de tumeurs fibreuses adhérentes à l'utérus et paraissant appartenir à cet organe, ont fait désirer un nouveau moyen d'exploration : la sonde, avec laquelle, dit-on, toute erreur est désormais impossible, mais qui, malgré ses inconvénients, est destinée, il faut le dire, à rendre de grands services pour quelques cas embarrassants de diagnostic différentiel.

L'antéflexion et la rétroflexion ne peuvent être prises l'une pour l'autre, mais elles peuvent être confondues avec l'anté ou la rétroversion. Si, par exemple, on ne se guide que sur la direction du col fortement tourné en avant dans une antéflexion prononcée, on peut conclure à l'existence d'une rétroversion. La rétroflexion pourrait de même être prise pour une antéversion, surtout si la flexion porte sur la partie moyenne du corps et en laisse une portion en avant. La rétroflexion pourra être distinguée d'avec la rétroversion par la position du col, la continuité directe du tissu dans le second cas, la position normale du col formant, avec le corps qui est en arrière, un sinus plus ou moins profond, suivant le degré de flexion. Enfin, le cathéter employé dans le cas de version n'éprouve de difficulté que pour être introduit dans le col, et, une fois dans le col, pénètre toujours dans la cavité utérine. Dans la flexion, une fois dans le col, obstacle au point qui correspond à la courbure, obstacle quelquefois difficile à surmonter.

Les tumeurs fibreuses interstitielles de l'utérus peuvent, lorsqu'elles ont acquis un certain volume, proéminer du côté du péritoine, déformer la cavité utérine et donner lieu à des difficultés pour le diagnostic de la flexion, qui sera alors indiquée par le cathéter, auquel, dans les cas de déformation de la cavité, on sera obligé d'imprimer un mouvement qui se rapproche de celui nécessité par la présence d'une flexion ; mais, dans les cas de ce genre, il existe, d'après Simpson, une ampliation de la cavité utérine qui, outre les mouvements latéraux, permet d'introduire la sonde à une profondeur considérable. Le toucher vaginal, combiné alors avec le cathétérisme ou le palper hypogastrique, permettra de reconnaître une augmentation du volume de l'organe, et même de savoir dans quelles parties la tumeur s'est développée.

Par ce même moyen, l'emploi du cathéter utérin, M. Valleix, consulté par une femme qui éprouvait tous les symptômes d'une déviation, put reconnaître, par la facilité de l'introduction de l'instrument, qu'il existait un engorgement de la paroi postérieure de l'utérus, engorgement qui n'arrivait pas jusqu'à l'extrémité inférieure du col, et simulait ainsi l'existence d'une rétroflexion. Je ne reviendrai pas, à propos de ce moyen d'exploration, sur les avantages qu'il procure, au point de vue de la curabilité des flexions et de la possibilité de tenter ou non les moyens de curation. Quoique l'importance de tous les moyens mécaniques préconisés soit pour moi fort secondaire, il n'en est pas moins utile de pouvoir se rendre compte si la flexion est mobile ou compliquée d'adhérence réductible ou fortement rétractée, et, partant, incurable et dangereuse à traiter.

Les tumeurs placées en dehors de l'utérus, quand elles descendent dans le cul-de-sac péritonéal antérieur ou postérieur, simulent complétement l'anté ou la rétroflexion. Le toucher rectal ou un palper hypogastrique bien fait, le toucher vaginal et la fluctuation permettront de reconnaître la présence d'abcès formant une saillie plus ou moins forte en arrière ou en avant de la matrice, contre laquelle ils sont plaqués (faits d'Andral); la présence des kystes séreux dépendants de l'ovaire et développés dans le cul-de-sac recto-utérin ou dans la cloison recto-vaginale, des kystes hydatiques placés dans la même région (1), des kystes ou des tumeurs sanguines, décrits par M. Viguès, qui, placées dans le tissu cellulaire recto-vaginal, au-dessus du cul-de-sac recto-utérin du péritoine, proéminent, soit du côté du vagin, soit du côté de l'abdomen, en arrière de l'utérus, qu'elles refoulent en avant vers la symphyse pubienne.

Enfin quelquefois des tumeurs solides de la cloison recto-vaginale, des tumeurs de nature cancéreuse, des indurations résultant d'anciennes déchirures ou fistules, les affections organiques de la paroi antérieure du rectum, le rétrécissement de cet intestin selon Ch. Bell qui cite le cas d'un chirurgien qui traitait pour une lésion organique un cas de flexion de l'utérus, pourraient être confondus avec cette dernière, si leur forme irrégulière, les signes fournis par l'exploration et les commémoratifs ne pouvaient facilement mettre à l'abri de l'erreur. Valleix signale encore un cancer de la vessie confondu avec une antéflexion et

____

(1) Bourdon, *Revue médicale*, 1841.

reconnu au moyen du cathéter. *Lee* une tumeur postérieure
à l'utérus le rejetant en avant de manière que son col formait avec la tumeur cet angle caractéristique qu'on rencontre dans la rétroflexion. Le diagnostic ne put être pré-
cisé que par le cathétérisme utérin.

Enfin M. P. Dubois, dans la discussion de 1849, cite un
cas d'erreur de diagnostic qui ne peut être attribué qu'au
défaut d'attention, à la légèreté avec laquelle fut fait l'examen. Il s'agissait d'une jeune femme qui accusait quelques
irrégularités dans le retour des règles et qui avait le désir
extrême de devenir mère. D'après ses calculs elle était arrivée au sixième mois d'une grossesse qui lui avait été confirmée par l'examen d'un jeune confrère. M. Dubois, appelé
en consultation à cause du caractère douteux de cette prétendue grossesse, examine à son tour et trouve l'utérus
petit, très-mobile, le corps de l'organe fortement infléchi
en arrière. Le fond et la portion vaginale étaient presque
en contact et dirigés conséquemment dans le même sens,
c'est-à-dire qu'ils regardaient l'un et l'autre en bas et en
arrière. La souplesse des parois abdominales permettait à
la main appliquée sur l'hypogastre d'atteindre l'utérus dont
le diamètre vertical était raccourci par l'inflexion, et il
était facile de constater l'altération par la brièveté de l'organe et l'introduction du doigt dans le pli ou le sinus, résultat de l'inflexion. La jeune femme, convaincue de sa grossesse avait déjà fait tous ses préparatifs, et persuadée qu'elle
sentait les mouvements de son enfant, s'était déjà pourvue
d'un berceau, d'une layette et d'une nourrice (1).

Pronostic. — L'altération qui nous occupe n'amène pas
souvent la mort des malades, mais, à part les troubles déjà
signalés, devient une cause de stérilité et une source d'inquiétude pour les malades. Le pronostic sera donc sinon
grave, du moins fâcheux et d'autant plus fâcheux que d'a-

(1) P. Dubois, *Discussion à l'Académie*, 1849.

près le genre de déviation toute possibilité de guérison doit être rejetée. Les inflexions congéniales accidentelles, mais s'accompagnant de déformation ancienne et complète de l'organe, de modification de tissu, de brides, d'adhérences, sont incurables, et leur traitement ne peut être tenté sans danger. Restent les flexions accidentelles survenues à la suite de causes générales, de diathèse, d'états physiologiques, d'imprudences, etc., etc. Celles-ci pourraient être traitées, guéries même, mais comme pour les versions ce sera plutôt un soulagement qu'une véritable guérison que l'on obtiendra dans bien des cas. La mobilité et les complications combattues avec succès, la déviation, en tant que fait anatomique, persistera quelquefois et exigera de la part de la femme de grandes précautions pour éviter une récidive toujours menaçante.

TRAITEMENT.

Le traitement des flexions repose sur les mêmes principes que ceux que j'ai établis à propos des versions ; pour les premières comme pour ces dernières dont elles ne sont quelquefois que la conséquence et qui ont le plus souvent avec elles une origine commune, nécessité d'un traitement prophylactique basé sur l'étude des causes prédisposantes, générales et locales, emploi des moyens propres à combattre les vices généraux de l'économie, observation rigoureuse des conseils de l'hygiène et de la prudence. Afin d'éviter des répétitions aussi inutiles que fastidieuses, je ne reviendrai sur aucun de ces points, je n'insisterai pas sur les heureux avantages des toniques, des ferrugineux, de l'hydrothérapie, de l'iodure de potassium, du perchlorure de fer en solution conseillé par Kiwisch, tous moyens propres à relever, fortifier la constitution et provoquer une action générale de la part de l'organisme ; je mentionnerai seulement les moyens regardés comme applicables spécialement aux flexions.

D'après l'étude à laquelle je me suis livré, je peux établir que, comme les versions, les flexions se présentent à l'état de simplicité, ou avec accompagnement de complications ; comme je l'ai dit à propos du diagnostic, je laisse de côté toute cette classe, résultat de lésions matérielles et à étiologie mécanique. Il est évident qu'il n'y a aucun traitement à diriger contre des inflexions qui reconnaissent pour cause un vice de conformation ancien et complet, des tumeurs situées dans l'intérieur de l'utérus, des adhérences de cet organe avec les parties environnantes, la pression exercée par des productions morbides voisines, ou bien qui, par suite de modifications survenues dans l'épaisseur du tissu, ne sont plus susceptibles d'aucune amélioration thérapeutique. Dans ces cas en effet, au niveau de l'angle d'inflexion, le tissu utérin offre une densité si grande, qu'il faut déployer une force énorme et déchirer le tissu pour opérer le redressement.

Dans le cadre de celles que nous devons étudier nous distinguerons les flexions simples et les flexions compliquées.

Flexions simples.—Ces accidents passent quelquefois inaperçus et à part les troubles dysménorrhéiques qui sont à peu près constants, la stérilité qui n'est pas moins ordinaire, leur parfaite innocuité fournissent des raisons suffisantes pour s'abstenir de toute espèce de traitement. Dans les cas au contraire où ils s'accompagnent de troubles nerveux, de fatigues, malaise, d'une stérilité inquiétante, l'intervention a paru alors nécessaire, et M. Velpeau a tenté leur traitement curatif par la dilatation graduelle et progressive de l'orifice interne qui, dans l'état naturel, étant la partie la plus étroite du col utérin, se trouve encore rétréci par le fait de [la flexion. Cette dilatation se fait au moyen de bougies d'abord petites, puis plus grosses, absolument comme s'il

s'agissait d'une coarctation de l'urètre. La voie une fois rétablie, la dysménorrhée et les accidents cessent et la grossesse achève de faire disparaître l'inflexion.

Mais la flexion ne se présente pas toujours avec ce caractère de simplicité extrême et nécessite pour sa curation
complète l'emploi simultané des moyens médicaux et chi-
rurgicaux d'une thérapeutique générale et locale. En même
temps alors que l'emploi des remèdes propres à agir sur
l'économie entière, les auteurs se sont occupés du redressement de l'organe et de son maintien dans sa position
normale.

Moyens mécaniques. — Un des premiers qui se soient
présentés à l'esprit, est le redressement au moyen des
doigts introduits dans le rectum ou le vagin ; mais l'inutilité
de ces moyens et la réduction temporaire qu'ils auraient pu
amener leur ont fait substituer des instruments. Siebold et
Dreser ont proposé de redresser l'utérus par des instruments
en baleine introduits dans le vagin et faits pour presser par
leurs extrémités mousses sur le fond de l'utérus. Nous lisons
dans Mme Boivin : « La réduction est surtout facile après la
« parturition ; la largeur du vagin permet alors d'y porter
« plusieurs doigts ou la main ; la mollesse de l'utérus est
« telle que les doigts peuvent aussi s'introduire dans sa ca-
« vité et relever son fond au-dessus de l'angle sacro-verté-
« bral, où on le maintiendrait jusqu'à contraction complète
« de ses parois. » A côté de ce moyen qui ne serait point possible dans un cas de flexion ancienne et dans l'état de vacuité,
moyen qu'elle aide de la position du malade, le décubitus
dorsal pour une antéflexion, le décubitus latéral incliné
pour la rétroflexion, et dans tous les cas une élévation du
bassin plus grande que celle des épaules, notre auteur continue : « Jusqu'à quel point serait-il dangereux de glisser
« dans l'utérus une spatule de bois couverte de linge et de
« cérat? on ne la laisserait séjourner que durant le temps né-
« cessaire pour lui rendre une fermeté qui ne permette plus

« de récidive(1). » Ces craintes d'une récidive, qui fournis-
saient à Mme Boivin l'idée de son instrument, sont partagées
par Lisfranc qui ne croit guère possible le redressement
avec les doigts de l'utérus à l'état de vacuité. « S'il était
obtenu, dit-il, il ne se maintiendrait pas. » Dans la discussion de 1849 M. Velpeau annonçait déjà qu'il avait imaginé
plusieurs instruments, entre autres une tige qu'on introduisait courbée et qui se redressait ensuite. Quelques femmes,
ajoutait-il, l'ont supportée, la plupart n'ont pu la garder, et
chez d'autres il s'est manifesté quelques accidents. En 1854,
il raconte s'être servi d'un véritable redresseur, d'un pessaire intra-utérin différent de celui de Simpson et Valleix
en ce que la tige est mobile et en baleine ou en caoutchouc.
Après l'avoir essayé, cet habile chirurgien y a renoncé à
cause des accidents survenus, mais il ne paraît point être
complétement rebuté à cet égard et donne son approbation sans réserves aux tentatives faites dans le même sens
par Valleix.

Le cathéter ramène bien l'utérus dans sa position normale, mais il s'agit de l'y maintenir, et alors le redresseur intra-utérin n'est pour ainsi dire qu'un cathétérisme
permanent. Au point de vue du redressement, ce procédé
est parfait, mais à part les nombreux accidents qu'il procure, toujours la même objection : comment comprendre
qu'une tige métallique ou autre, introduite dans la cavité
de l'utérus, puisse, en quelques jours, quelques heures, redresser, maintenir, corriger une déformation qui a mis un
temps plus ou moins long à s'accomplir, qui s'est produite
sous l'influence d'une cause énergique et violente, l'organe
étant déjà prédisposé par certaines conditions locales ou générales. Comme pour les versions, je dirai encore : Des guérisons ont été annoncées, elles doivent être acceptées, mais
l'admission du fait n'entraîne pas l'admission de l'explica-

____

(1) Mme Boivin, p. 201.

tion. Le redresseur ou plutôt le pessaire intra-utérin a guéri non point en redressant l'organe et le laissant redressé, mais en le soulevant légèrement et le soustrayant à l'action de la pesanteur et partant à la traction des ligaments, en l'immobilisant. Enfin si des guérisons ordinairement temporaires et durant autant que l'introduction de l'instrument ont pu être notées, c'est grâce aux moyens médicaux et autres employés concurremment avec le redresseur par M. Valleix et quelques-uns de ses adeptes. — Dans les cas des flexions d'ailleurs, le danger est encore plus grand par le redresseur que dans ceux de versions, car à part les accidents inhérents au séjour et à l'introduction de la tige intra-utérine (phénomènes que nous avons vus très-bien supportés par certaines femmes), il peut amener, dans le cas de flexions anciennes, la déchirure des fibres utérines et être le départ d'accidents formidables.

Les pessaires, même ceux de Nauche et d'Hervez de Chegoin, n'agissant que sur le col, ne peuvent avoir une grande action mécanique sur le redressement de l'utérus, mais même en acceptant les succès annoncés par ce dernier auteur et par M. Cazeaux, je peux établir qu'ils ne remédient aux accidents que difficilement, et, dans les cas où ils réussissent, qu'en procurant l'immobilité de l'organe. Il en est de même du pessaire à air de Gariel, des éponges préconisées par Deneux dans le traitement des flexions ; des moyens qui agissent par le rectum : parmi ces moyens j'ai promis de parler du moyen proposé par M. Huguier, moyen qui produit entre les mains de ce chirurgien de bons résultats, mais dont l'action est celle que je viens d'exposer. Une mèche très-volumineuse, longue, retenue inférieurement par un fil qui l'empêche de remonter et facilite son extraction ultérieure, est introduite dans le rectum. On lui fait franchir le sphincter interne, afin d'éviter le ténesme et les besoins continuels d'expulsion qui ne manqueraient pas de se produire, si la mèche sortait par l'anus. Cette mèche est ensuite tassée par la paroi vaginale de manière à offrir au corps de l'utérus un *soutien résistant et solide*. La mèche est laissée en place tant que la malade peut la supporter. A choisir entre le redresseur utérin et le moyen de M. Huguier, qui est d'une parfaite innocuité pour l'utérus et qui ne constitue pour la femme qu'une sorte de constipation, je n'hésiterai certainement pas, mais je leur préfère de beaucoup le moyen préconisé pour les versions, l'action combinée du pessaire à air et de la ceinture hypogastrique.

Dans les déviations simples, on le voit, l'indication majeure importante est d'obtenir le redressement de l'organe ou la guérison de la cause qui les a provoquée ou les entretient. Cette indication pour la remplir : moyens pharmaceutiques et hygiéniques, modificateurs externes, généraux et locaux, moyens mécaniques intra-utérins, dangereux et le plus souvent inutiles, moyens mécaniques extra et intra-vaginaux pouvant amener l'immobilité de l'utérus et par conséquent le soulagement de la malade.

Flexions compliquées. — Les complications sont aussi fréquentes pour les versions que pour les flexions, et les avantages de l'analyse clinique sont aussi marqués dans un cas que dans l'autre. L'engorgement, la métrite aiguë ou chronique, la névralgie, les granulations, les ulcères et les catarrhes utérins se représentent ici avec tous leurs symptômes, et fournissent des indications particulières. Que si, cependant, dans des inflexions ainsi compliquées, d'heureux résultats ont été obtenus par le redresseur de Valleix, nous trouvons, à part les moyens thérapeutiques employés contre ces diverses formes d'accidents, que l'action de l'instrument lui-même a pu rendre de pareils services. Exaspérant la métrite aiguë, il peut, au contraire, avoir été avantageux dans la métrite chronique, en occasionnant une subinflammation qui a amené une résolution de l'engorgement de l'organe ; dans la névralgie, en modifiant la sensibilité utérine ; dans les ulcérations, en les soustrayant au frottement et permettant d'achever leur guérison par des cautérisations fréquentes. Mais ce moyen empirique ne saurait convenir à cause de ses dangers, et la thérapeutique des engorgements, de la métrite, des ulcères, des granulations, est assez riche soit au point de vue général, soit au point de vue local, pour qu'on doive toujours y avoir recours, et ne pas s'exposer à une médication pleine de dangers et de souffrances.

SECONDE PARTIE

DÉVIATIONS UTÉRINES PENDANT LA GROSSESSE

ET L'ACCOUCHEMENT

CHAPITRE PREMIER

DES VERSIONS UTÉRINES PENDANT LA GROSSESSE.

Je suivrai pour l'étude des déviations pendant la grossesse la même marche que pour l'énumération des phénomènes dans l'état de vacuité; seulement comme les symptômes et le mode de traitement varient suivant l'époque de cet état physiologique, et que les accidents des derniers mois, complétement distincts de ceux des premiers, sont communs à la fin de la grossesse et à l'accouchement, je décrirai d'abord sous le nom d'anté et de rétroversion, les cas de déviation des premiers mois, réservant le nom adopté *d'obliquités* pour ces mêmes déviations ayant lieu à la fin et pendant la terminaison de cet état physiologique. Les versions seules attireront mon attention dans ces deux chapitres distincts, et je finirai ce qu'il me reste à dire des déviations pendant l'état de grossesse, par quelques considérations sur les flexions qui compliquent rarement, ou tout au moins d'une manière évidente, cette période de la vie utérine.

Les déviations de la matrice pendant l'état de gestation donnent lieu à des considérations pleines d'intérêt, à cause

des phénomènes graves et des terminaisons funestes dont
elles sont souvent l'objet. Signalée, comme je l'ai déjà dit,
dans la partie historique, par Grégoire dans sescours pu-
blics, la rétroversion de l'utérus a, depuis la publication
des faits de Hunter, pris rang et domicile dans la pathologie chirurgicale, et depuis captivé et même absorbé, aux
dépens des autres déviations, l'attention des pathologistes
et des accoucheurs. Les travaux de Desgranges et autres,
que nous avons déjà signalés, les articles contenus dans
tous les traités d'obstétrique, et les faits curieux ou inté-
ressants publiés tous les jours par la presse médicale, ont
depuis justifié leur importance et l'objet des recherches
dont elles ont été l'objet.

Les deux variétés de déviations anté et rétroversion, peuvent se présenter à différents degrés, mais la concavité
antérieure du sacrum est cause que dans les cas de rétroversion le déplacement est beaucoup plus considérable que
dans l'antéversion. La fréquence et la gravité de ce renversement de l'utérus en arrière, ont surtout fait étudier cette
variété, et si l'on n'a égard qu'à la production des accidents, on peut parfaitement admettre que la rétroversion
est bien plus fréquente que l'antéversion. C'est là l'opinion
de quelques auteurs, qui passent complétement sous silence la possibilité du déplacement en avant : M. Moreau (1)
l'a considéré comme bien plus fréquent ; M. Lacroix (2)
ne parle que de la rétroversion ; M. Jacquemier (3) s'étend
assez longuement sur la rétroversion, et ne consacre que
quelques lignes à l'antéversion ; Martin, de Lyon (4), intitule
son traité *De la rétroversion de l'utérus*, et les journaux ne
s'occupent guère que de ce dernier état. L'antéversion,
quoique beaucoup plus fréquente ou plus remarquée pen-

(1) Moreau, *Traité d'accouchement*, t. I.
(2) Lacroix, *thèse de concours* (1845).
(3) Jacquemier, *Manuel d'accouchement*, n. 1.
(4) Martin, de Lyon, *Mémoires de médecine* (1835).

dant les derniers mois de grossesse, existe cependant dans les premiers mois ; mais les accidents qu'elle produit sont si rares, si peu évidents, ses caractères si peu marqués, qu'elle a pu parfaitement échapper à l'attention des auteurs. Le mode de développement de l'utérus, la forme particulière des arcs antérieurs et postérieurs du bassin, la déviation physiologique de l'organe sont, d'après M. Cazeaux, autant de circonstances qui facilitent le renversement en arrière, rendent par cela même difficile l'antéversion, alors aussi que les organes voisins, qui entretiennent le premier de ces déplacements, tendraient à corriger ce dernier.

L'antéversion existe, et tout en faisant la plus large part à la rétroversion, j'aurai soin de mentionner les caractères qui lui sont propres.

Les déviations de la matrice pendant les premiers mois de grossesse existent toujours pendant que l'organe est contenu dans l'excavation pelvienne. Choppart, au dire de Baudelocque, paraît avoir observé l'antéversion chez une femme grosse de deux mois ; mais ce fait, qui n'est suivi d'aucun détail, a fait naître quelques doutes, et on est allé jusqu'à supposer que ce chirurgien avait pris le développement normal de l'utérus pour une antéversion ; méprise d'autant plus facile que l'utérus, naturellement incliné en avant, présente au terme de deux mois de grossesse un développement assez considérable, pour se maintenir dans l'axe de la direction qu'il doit suivre pour s'élever dans la cavité abdominale. L'objection me paraît plus spécieuse que réelle, et il ne me répugne point d'admettre une antéversion à cette époque, puisque Mme Boivin en a eu, elle aussi, sous les yeux un exemple : « Le fond de la matrice s'était incliné en avant plus bas que le col, et la réduction paraissait impossible, mais la nature seule en vint à bout sans iffidcultés, par les progrès mêmes de l'accroissement de la matrice, qui fut ainsi forcée de s'élever dans l'abdomen (1). » M. Cazeaux

(1) Boivin et Dugès, *loc. cit.*, p. 116.

cite enfin un troisième cas dû à Ashwell, et observé à la fin du deuxième mois. Quant à la rétroversion, elle s'observe le plus souvent pendant le troisième et le quatrième mois, surtout pendant le troisième d'après Nægele, quoique Smellie (1) ait pu l'observer au cinquième ou plutôt à la fin du quatrième mois, et que William Barlett (2) raconte l'avoir observée deux fois à dix jours de distance chez une dame arrivée au septième mois.

Un fait de Meckel rapporté par Voigtel prouve qu'elle peut en effet exister à la fin du quatrième mois, mais on ne saurait admettre l'opinion de Merrimann qui croit l'avoir observée à la fin de la grossesse et a certainement confondu comme on peut s'en convaincre par la lecture ou l'analyse de ses observations la rétroversion avec l'obliquité postérieure ou la grossesse extra-utérine. Les différences d'amplitude du bassin, du volume de l'œuf et son arrêt de développement par la mort du fœtus, sont nécessaires cependant pour en concevoir la possibilité à une époque aussi avancée de la gestation, après le quatrième mois.

1. — Étiologie.

Les causes prédisposantes générales sont à peu près les mêmes que celles des déviations à l'état de vacuité : constitution molle et lymphatique, maladies antérieures, profession pénible, conditions sociales, vie laborieuse et pénible; etc.,etc. Comme prédispositions locales : accouchements fréquents et récents, laxité des ligaments, bassin très-large, l'organe trouvant facilement à prendre un plus grand développement ne peut ensuite franchir le détroit supérieur, ou bien, n'étant plus assez fortement soutenu par les organes voisins, a de la tendance à faire la culbute; rétrécissement du détroit supérieur avec augmentation des diamètres de

(1) Smellie, *Traité des accouchements*, t. II, p. 130.
(2) *Bibliothèque médicale*, t. LVI, p. 123.

l'excavation. A peu près semblable à la précédente, sauf le
rétrécissement du détroit, cette dernière cause agit de la
manière suivante : au moment où l'utérus amplement développé s'élève pour occuper le grand bassin, l'angle sacro-
vertébral arrête son fond, qui est obligé alors d'aller en
sens contraire, tandis que le col remonte du côté du pubis.
La rétroversion est encore aidée dans ces circonstances par
la différence que la grossesse apporte dans la disposition des
parties : la paroi postérieure de l'utérus plus convexe que
l'antérieure dans l'état de vacuité, est aussi celle qui se dilate d'une manière plus marquée dans les commencements
de la grossesse, et cette disposition est propre à entraîner
le fond de l'utérus en arrière, s'il n'est pas soutenu par la
face antérieure du sacrum. Or, c'est ce qui a lieu quand
l'excavation est très-vaste, que le sacrum présente une concavité profonde.

D'après une observation de Wauters, plusieurs de celles
de Baudelocque, la situation de l'utérus est encore une
cause fréquente de prédisposition : soit que, l'angle sacro-
vertébral étant fortement saillant, l'utérus en s'élevant rencontre cet obstacle, soit, comme cela arrive quelquefois,
que la vessie distendue par suite de l'ischurie, qui est l'effet
du prolapsus de l'utérus, repousse le fond de cet organe
dans la courbure du sacrum (1). Une observation de Parent,
de Beaune, dans laquelle il y avait d'abord simple abaissement de l'organe, abaissement qui comprimait l'urètre et
causait la distension de la vessie la rétropulsion de la matrice et son renversement en arrière, l'excavation étant large
et la saillie sacro-vertébrale considérable, justifie cette manière de voir. Un abaissemen tpréalable de l'utérus n'est pas
cependant toujours nécessaire et la déformation du bassin
peut à elle seule produire la déviation, comme dans le cas
d'Outrepont de Wurtzbourg, cité par Boivin et Dugès...

(1) *Académie de médecine* (1853).

Trois grossesses successives furent l'occasion d'autant de rétroversions dans les premiers mois; la dernière étant une fausse grossesse, le déplacement se manifesta avant la sixième semaine, parce que l'utérus avait acquis plus rapidement des dimensions plus considérables.

Causes efficientes. — La rétroversion, qui nous occupe spécialement, peut s'opérer en l'absence de la déformation d'après quelques auteurs par la simple distension de la vessie et la rétention d'urine. Hunter la regarde comme la cause la plus ordinaire de la rétroversion et c'est aussi l'avis de Merrimann, Callisen, Boër, Sibergundi auxquels nous pouvons ajouter dans ces derniers temps M. Danyau (1). — Suivant ces accoucheurs, la distension habituelle trop prolongée de la vessie peut opérer un commencement de bascule que la rétention d'urine, si elle s'établit, et les efforts expulsifs, qui en seront la conséquence, auront bientôt complété. — Le fait de Hunter dans lequel l'utérus se replaça immédiatement après que la vessie fut vidée, celui de M. Croft dans lequel l'utérus remonta tout à coup après qu'on eut vidé la vessie pendant huit jours, les faits récents de Rhamsbotham (2), Morris (3), etc., etc., confirmeraient cette manière de voir.

La distension habituelle de ce réservoir en tant qu'accompagnant la rétroversion a certainement pu donner lieu à cette supposition. Il serait difficile de comprendre cette action de la vessie en tant que cause prédisposante et efficiente si l'on n'admet un certain degré d'abaissement de l'utérus qui alors comprime l'urètre et peut déterminer l'amplification de la cavité vésicale. La position de l'utérus dans la grossesse normale et le peu de difficultés de l'excrétion de l'urine à cette époque, la nature des liens qui unissent la face postérieure de la vessie à la face antérieure de l'u-

(1) *Gazette médicale de Paris*, 1856.
(2) *Ibid.*
(3) *Ibid.*

térus, justifient cette opinion et la nécessité de ce déplacement préalable. Dans tous les autres cas, la rétention ne peut être que le symptôme, l'effet de la rétroversion, symptôme ou effet qui entretient et aggrave le déplacement. Dans un cas dont Baudelocque a été témoin, la rétroversion ne fut déterminée que par des efforts pour uriner pendant qu'on repoussait au moyen du doigt le col de la matrice qui était au dehors comme on l'avait fait cent fois depuis cinq ou six semaines (1) : ici abaissement, rétention d'urine, efforts pour uriner, rétroversion.

Comme dans l'état de vacuité la rétention des matières fécales dans le rectum peut être une cause de rétroversion ; mais si dans le premier cas, elle agit sur le corps de l'utérus déjà renversé, en l'abaissant directement, il n'en est pas de même dans les cas d'utérus gravides. La constipation étant un caractère ordinaire de la grossesse, avant même que le volume de l'utérus puisse mettre obstacle au cours des matières, il arrive que le rectum, rempli dans le point où il se réfléchit en formant une courbure dans l'excavation pelvienne, augmente ou plutôt agit comme l'angle sacro-vertébral, empêche l'organe de s'élever, le force alors à s'abaisser et le renverse en arrière. La constipation devient ensuite à son tour effet du renversement et est plus souvent effet que cause, malgré l'explication que nous venons de donner de son action dans ces circonstances.

Ces deux phénomènes, en tant que causes, ne pourraient jamais produire l'antéversion et tendraient au contraire, comme je l'ai dit, à remettre l'utérus dans sa position normale si une circonstance quelconque tendait à produire ce déplacement.

La déviation peut s'opérer lentement : Baudelocque a eu occasion de faire observer à ses élèves un fait où elle ne fut complète qu'après trois ou quatre semaines ; le plus

____

(1) Baudelocque, *loc. cit.*

souvent elle s'accomplit très-brusquement, seulement il faut alors une impulsion brusque et énergique, et cette impulsion est le plus souvent donnée par la contraction violente et rapide des muscles abdominaux ainsi : à la suite d'efforts de vomissements (Choppart, Martin, de Lyon), de difficultés pour aller à la garde-robe (Martin, de Lyon), pour uriner dans les cas de rétention d'urine (Baudelocque, Dennam), une forte pression exercée sur le ventre (Desgranges,) l'effort pour soulever un fardeau (Moreau), une chute à la renverse (Nægele), un choc sur la région lombaire déterminant une chute sur les genoux, un renversement du tronc en arrière et une percussion sur l'abdomen par le fardeau dont la tête était auparavant chargée (Dugès), une grande fatigue (Morris), une grande frayeur (Hunter).

La déviation commencée lentement peut être augmentée par des efforts successifs (fait de Baudelocque). A la suite d'un effort violent, dit Martin, de Lyon, une femme enceinte de trois mois fut prise d'une perte accompagnée de douleurs, le museau de tanche occupait alors le centre du vagin. Sous l'influence des efforts nouveaux, auxquels se livra la malade, l'utérus fut complétement rétroversé. La rétroversion commencée par l'effort fut entretenue et augmentée par les contractions et les efforts expulseurs auxquels se livra la femme.

Saxtorph regarde l'insertion du placenta comme une cause capable de produire la rétroversion. Sans anticiper ici sur ce que j'ai à dire à propos des obliquités, je peux établir que dans tous les cas de rétroversion, le placenta est loin d'être attaché au fond de l'utérus et qu'il ne saurait exister aucune liaison entre le déplacement et le point d'attache du délivre.

Enfin les tumeurs développées dans le voisinage de l'utérus ou adhérentes à sa partie antérieure ou postérieure peuvent amener la déviation. Ingleby a observé un cas de rétroversion dû à une tumeur du fond de l'utérus qui avait entraîné le corps de cet organe à l'état de gestation vers la partie postérieure et le fond du bassin. (Jacquemier.)

2. — Symptômes. — Marche. — Terminaisons.

Nous retrouvons dans l'état de gestation les mêmes symptômes que dans l'état de vacuité, mais avec des caractères d'intensité, de violence et de danger plus grands à mesure que les accidents que la déviation détermine tendent à la rendre plus considérable et à la convertir en un véritable déplacement. Lorsque la version a eu lieu dans les premiers mois de la grossesse et qu'elle se fait lentement, la femme n'éprouve d'abord qu'une pesanteur sur le rectum, un sentiment de gêne à l'hypogastre, des tiraillements dans les aines, les lombes, le devant des cuisses et une sorte d'épreinte tant du côté de la vessie que du côté du rectum, qui excite fréquemment le besoin d'uriner et d'aller à la selle. Ces symptômes, qui sont communs aux deux espèces, l'anté et la rétroversion, quoique un peu moins marqués pour la première, augmentent et s'aggravent, mais pour la dernière seulement, dans la proportion des efforts que fait la malade pour surmonter les obstacles qui gênent alors la sortie de l'urine ou des excréments. Dans ce premier degré où les femmes sont fatiguées, ont de la peine à se tenir debout et éprouvent du soulagement par le décubitus dorsal, le doigt porté dans le vagin dès le début trouve le col placé près du rectum ou de l'urètre selon la variété de la version et le fond seulement incliné en avant ou en arrière. A un degré un peu plus avancé, le seul, je le répète, qui soit propre à la rétroversion dont je vais m'occuper actuellement d'une manière toute spéciale, le col est situé vers le fond de la vessie et le corps répond à l'un des points de la moitié antérieure du sacrum, ou même, si les efforts ont été considérables, à la face antérieure de la première pièce du coccyx. La réduction à l'état naturel et par conséquent la cessation des accidents sont encore faciles à obtenir.

Mais, soit que la maladie ait été méconnue, soit que la

femme n'ait point réclamé le secours de l'art, si cet organe reste rétroversé, comme il continue à se développer malgré son déplacement et que chaque jour il a besoin d'un plus grand espace, bientôt il comprime plus fortement la vessie, le rectum, et donne lieu à des accidents qui, tout en augmentant le déplacement, en augmentent singulièrement la gravité. Les choses n'arrivent que par degrés à ce dernier point lorsque la rétroversion a lieu au commencement de la grossesse et qu'elle s'opère lentement; mais lorsqu'elle se fait d'une manière soudaine et complète dans le cours du troisième au quatrième mois, les accidents sont tout de suite portés au plus haut degré et peuvent même être rapidement mortels.

Si l'utérus n'est pas alors replacé, soit par l'homme de l'art, soit par le progrès de la grossesse, en continuant à se développer, quoique déplacé, il s'incarcérera dans l'excavation et ne pourra plus s'échapper par le détroit supérieur devenu trop étroit relativement à son volume. L'inflammation qui se développe ne tend rien moins qu'à augmenter son volume, à amener une constriction plus forte de la part des os du bassin, et l'utérus est alors littéralement et complétement enclavé. Dans l'observation de Hunter, l'utérus était tellement fixé et enclavé après l'ouverture du cadavre qu'on ne put le déplacer qu'après avoir divisé la symphyse. La rétention d'urine et la constipation, effets de la rétroversion, deviennent de nouvelles causes qui agissent concurremment avec les autres pour entretenir l'organe dans sa position vicieuse, rendre même cette dernière plus considérable et s'opposer à la réduction, soit par leur action mécanique, soit par les efforts violents et le ténesme qu'elles occasionnent. Alors, par le toucher, le col est tout à fait dirigé en haut vers la face postérieure du pubis au-dessus de l'arcade, même quelquefois dans la cavité abdominale; le fond repose sur le périnée, quelquefois sans l'intermédiaire du rectum dont la partie moyenne est divisée sur les côtés, quelquefois en aplatissant complétement cet organe, comprimé alors entre le fond de l'utérus et l'excavation. L'anus est souvent dilaté, déjeté en dehors, le périnée saillant, la vulve gonflée, la paroi postérieure du vagin déprime l'antérieure qui est distendue et relevée. Le toucher par le rectum permet de sentir, à une certaine distance de l'anus, quelquefois très-bas, la tumeur formée par la saillie du fond de la matrice.

Ainsi enclavé, l'utérus contracte des adhérences qui le fixent dans sa vicieuse position, ou bien, par suite de la compression opérée par les parois trop étroites du bassin, se contracte et détermine l'expulsion du fœtus, ou bien encore, par la pression qu'il exerce lui-même sur les organes voisins, détermine des accidents promptement mortels. Dans quelques cas, rares cependant, au dire de M. Jacquemier, il pourrait conserver sa position vicieuse jusqu'à la fin de la grossesse (1); dans ce cas, il est probable que la portion de l'utérus qui correspond à l'entrée du détroit supérieur se dilate, forme une poche qui s'étend dans la cavité abdominale et permet à l'œuf de se développer complétement.

Examinons maintenant rapidement chacun des accidents que nous venons de signaler et qui peuvent compliquer la rétroversion.

1° L'avortement est un des plus communs. Ce n'est ordinairement qu'après que quelques-uns de ceux produits par le déplacement ont pris de l'intensité qu'on le voit survenir. Dans un assez grand nombre d'observations, on trouve qu'il ne s'est déclaré qu'après que la réduction a été tentée ou opérée.

2° La suspension subite ou graduelle de l'écoulement des urines est le symptôme le plus constant de la rétroversion, mais constitue en même temps un des accidents les plus dangereux. Lorsque l'utérus n'est pas complétement

(1) Jacquemier, *Manuel des accouchements*, t. I.

enclavé et que le col est mobile on peut espérer qu'en le déplaçant l'écoulement se fera librement. C'est ainsi que Schneider à Balby a tiré huit pintes d'urine en déplaçant le col, ce qui facilita singulièrement la réduction (1). Dans un cas de grossesse avec rétroversion, les internes de l'hôpital Saint-Louis en touchant la malade, qu'ils 'crurent sur le point d'accoucher, furent très-étonnés de remarquer qu'à chaque toucher la malade urinait avec raideur dans la manche de celui qui l'examinait ; ce qui tenait à ce qu'à chaque élévation de l'utérus le col de la vessie tiré en arrière se redressait et que le museau de tanche ne tamponnait plus l'orifice vésical. (Lacroix.) Il peut arriver aussi dans quelques circonstances, suivant l'observation de Schmitt, que le changement de position de verticale à horizontale puisse déplacer le col et que la malade urine par regorgement.

Mais dans des cas plus fâcheux, la difficulté d'uriner devient extrême et se change même en une véritable ischurie. (Baudelocque.) Martin et d'autres observateurs ont vu même celle-ci être le résultat d'une rétroversion survenue subitement ; le méat urinaire est fortement retiré derrière la symphyse du pubis, l'urètre se courbe et est quelquefois aplati au point qu'il est souvent impossible de sonder la malade même avec une sonde d'homme, le ventre prend un volume et une sensibilité plus ou moins considérables, la distension de la vessie devient extrême. Si on ne remédie pas promptement à cet état, on voit bientôt des symptômes formidables se déclarer : tantôt une fièvre intense accompagnée de frissons violents et de vomissements, tantôt une inflammation aiguë de la vessie ; tantôt enfin une rupture de l'organe donnant lieu soit à une péritonite mortelle, soit à des abcès gangréneux. Smellie et Lynn en rapportent chacun un exemple : la réduction

____

(1) *Journal de Richter* (1791).

n'avait pu avoir lieu, et la femme s'était refusée à la ponction de la vessie (1). Enfin, et comme dernière possibilité, il s'échappe assez d'urine par regorgement, la mort n'est pas aussi instantanée ni les progrès aussi rapides, il survient de l'amaigrissement, la fièvre hectique se déclare, les urines sont mêlées de matières purulentes et les jours de la malade sont menacés.

3° L'accumulation des matières dans l'intestin amène des douleurs du côté du rectum, caractérisées par des démangeaisons, des élancements, et occasionne un sentiment de ténesme si impérieux que la femme se livre à des efforts immodérés d'expulsion : plus elle pousse, plus elle veut pousser, et les efforts qu'elle fait pour remplir cette fonction augmentent de plus en plus la nature de l'obstacle. Enfin quelquefois survient une obstruction complète et tous les symptômes d'un étranglement interne, tels que hoquets, rapports, vomissements de matières stercorales, sueurs froides, lipothymies, etc.

4° Le ténesme vésical et rectal occasionne des efforts tels et des douleurs si vives que la rupture du vagin et la saillie du fond de l'utérus par la vulve ont pu en être la conséquence. Déjà Baudelocque avait vu la paroi postérieure du vagin et avec elle le fond de l'utérus en rétroversion poussés vers la vulve entr'ouverte (2). M. Mayor de Lausanne a communiqué à M. Dubois et publié, depuis, un cas de déchirure de la paroi postérieure du vagin et l'issue à travers la vulve du fond de l'utérus, puis de l'utérus tout entier chargé du produit de la conception (3).

5° La rétroversion s'accompagne de désordres nerveux, tels que douleurs dans les membres, les lombes, crampes, cardialgie, nausées, vomissements. M. René Briau a communiqué dernièrement à l'Académie de médecine un cas

(1) Sabatier, *Médecine opératoire*, t. I, p. 304.
(2) *Loc. cit.*, t. I, p. 308.
(3) *Presse médicale*, t. I, p. 253.

de vomissement pendant la grossesse, rebelle à tous les moyens thérapeutiques et qui reconnaissait pour cause une rétroversion incomplète de l'utérus. La réduction triompha de l'obstacle et de la cause des vomissements (1). M. le professeur Moreau avait déjà observé des cas de ce genre.

La rétroversion peut, ai-je dit, se faire lentement ou très-brusquement lorsque la grossesse est plus avancée, que les accidents sont arrivés au point que je viens de signaler, la terminaison a toujours été fâcheuse. Dans ceux où le déplacement est incomplet, ou n'a pas acquis le caractère de gravité des précédents, la réduction est facile et la terminaison heureuse, sinon toujours pour l'enfant dont l'expulsion prématurée peut avoir lieu, du moins pour la mère. Dans quelques cas la maladie abandonnée aux seuls soins de la nature s'est terminée heureusement : la douleur a forcé la femme à garder le repos en mettant les muscles abdominaux dans le relâchement, et, par l'effet seul de la situation horizontale, l'utérus s'est rétabli à sa place, les accidents ont cessé et la grossesse a poursuivi son cours.

L'avortement, ai-je dit, a lieu après la réduction spontanée, quelquefois il la précède et en est la cause déterminante ; d'autres fois la sortie du fœtus a lieu, mais par une ouverture accidentelle comme dans la terminaison des grossesses extra-utérines, par suppuration et élimination des débris du fœtus. Lorsqu'en effet la rétroversion de la matrice persiste sans qu'on puisse en obtenir la réduction, l'utérus peut devenir le siége de lésions diverses, s'enflammer, s'engorger et contracter des adhérences qui le fixent dans cette position anormale. On conçoit alors que le col comprimé derrière le corps du pubis ne puisse dans quelques cas se prêter que très-difficilement à la sortie du produit de la conception, sortie qui s'effectuera alors par

______

(1) *Académie de médecine* (1857).

l'élimination des débris du fœtus, soit par le vagin, soit par le rectum. Merrimann, qui ne veut point admettre les grossesses abdominales primitives, pense que toute élimination de fœtus de cette sorte appartient à la rétroversion. Sans partager l'exclusivisme et les erreurs de cet auteur comme Dewees a tendu à le démontrer, on peut facilement admettre qu'il en est quelques-uns qui appartiennent véritablement à la rétroversion, et je suis heureux, à l'appui de cette opinion, de pouvoir citer le fait observé par M. Guichard, médecin adjoint de l'hôpital de Troyes, sous le titre de *rétroversion de l'utérus dans l'état de gestation, irréductibilité du déplacement, mort du produit de conception. Elimination spontanée d'une partie de ses débris par le rectum. Guérison.*

Voici un résumé succinct de cette observation aussi rare qu'intéressante.

« La femme Godard devenue enceinte en février éprouve en mars les premiers accidents du déplacement de l'utérus ; insuccès de toutes tentatives, accidents redoutables qui les suivent, mais qui s'apaisent heureusement, développement croissant de l'utérus par le produit de la conception. En avril (troisième mois) préliminaires d'un avortement, suspension du travail. Vers cette époque mort de l'embryon. En août et septembre (septième et huitième mois de la grossesse) putréfaction du produit de la conception. Élimination par les voies génitales de liquides infects précédée d'une diarrhée presque incoercible, puis suspension du travail d'élimination. Deux mois et demi après, en décembre, à la suite d'un effort, pesanteur vers l'anus, ténesme, expulsion de pus et d'un petit os, puis d'un autre os, dont une partie restée et extraite par le chirurgien permet de reconnaître la moitié du coronal d'un fœtus de trois à quatre mois. Le premier était la moitié du maxillaire inférieur ; par le toucher rectal, cavité dans laquelle le doigt sentait la crépitation des petits os au milieu d'un magma de détritus. Plus tard expulsion d'un humérus. La femme guérit, mais il est probable qu'une partie des débris solides du fœtus est encore renfermée dans la cavité utérine (1).

Quant à l'antéversion, elle est toujours, ai-je dit, guérie pendant les premiers mois par le développement de l'utérus, et si elle joue un rôle important, ce n'est que plus tard, à une époque plus avancée.

3. — Diagnostic et Pronostic.

Les signes que nous avons donnés et les symptômes ainsi que les commémoratifs signalés permettront de reconnaître toujours la rétroversion; mais comme elle a été confondue avec d'autres accidents, c'est du diagnostic différentiel surtout que je m'occuperai.

Martin, de Lyon, a décrit une espèce particulière de rétroversion dans laquelle le museau de tanche sort par la vulve et le fond de l'utérus se trouve refoulé du côté du sacrum : le col utérin recourbé en forme de bec d'aiguière se place au-dessous et un peu au-devant du pubis, et le corps de l'organe retenu dans l'excavation se rapproche du périnée (X[e] observation). La lecture attentive de cette observation ne permet point de croire, comme l'a fait Martin, à l'existence d'une nouvelle espèce de déviation en arrière, mais, d'après les détails dans lesquels entre cet auteur, je crois avec M. Cazeaux, qu'il s'agit d'un prolapsus utérin existant avant la grossesse, augmenté par celle-ci et compliqué d'une antéflexion, ce qui explique comment poussé par l'abaissement du corps jusqu'au delà de la vulve, le col pouvait former au-dessous et un peu au-devant du pubis le bec d'aiguière dont parle le médecin lyonnais.

(1) *Bulletin de la Société médicale de Besançon* (1854).

La rétroversion sera difficilement confondue avec le prolapsus; dans la première, paroi vaginale entre le doigt et la tumeur, col élevé derrière le pubis, tandis que le col est toujours placé dans l'endroit le plus déclive et la tumeur peut parfaitement être isolée du vagin dans la dernière. La réduction toujours facile dans un cas, difficile quelquefois, impossible dans l'autre. Symptômes et accidents graves qui ne sont propres qu'à la rétroversion.

En ne faisant attention qu'à la direction de l'orifice on pourrait confondre l'antéflexion et la rétroversion, dans l'un et l'autre cas l'orifice est tourné vers le pubis, mais l'erreur sera évitée en constatant d'une part l'absence de la matrice dans la cavité sacrée, de l'autre l'angle à sinus antérieur que forme le corps avec le col.

La rétroversion a été confondue pendant la grossesse avec l'ascite qui distend le bas-ventre et quelquefois refoule le vagin; cette erreur qu'il me suffit de signaler a été commise par plusieurs médecins qui s'étaient prononcés pour une hydropisie péritonéale. La fluctuation sentie alors dans l'abdomen était due à l'énorme quantité d'urine retenue dans la vessie et qui ne coulait plus qu'en faible proportion et par regorgement... le toucher et le cathétérisme doivent faire justice de pareille confusion.

Avec un kyste acéphalocyste développé entre le vagin et le rectum, remplissant la cavité pelvienne, refoulant en arrière l'intestin, en avant le vagin, en haut la matrice et la vessie (1), Dennam cite aussi un cas de ce genre (2), et dans un cas de grossesse avancée il fut facile à madame Lachapelle de sentir à travers les parois de l'abdomen le corps de l'utérus occupé par le produit de la conception et d'éviter ainsi toute équivoque (3).

(1) Bellanger, *Revue médicale*, t. I, p. 229, 1824. — Lallemand, t. II, 1824, p. 191.

(2) Dennam, *Pratique des accouchements*, t. I, p. 349.

(3) Lachapelle, *Pratique des accouchements*, t. III, p. 3??.

Le pronostic de l'antéversion est peu grave, mais celui de la rétroversion toujours important varie suivant l'époque de la grossesse et le volume de l'utérus, l'altération plus ou moins grande des parties voisines, la violence des accidents qui se manifestent. — Si la rétroversion a été méconnue pendant quelque temps, la réduction peut en effet devenir difficile et même impossible par suite du gonflement inflammatoire qui s'empare des organes déplacés comprimés, de l'accumulation des matières fécales et de l'urine au-dessus de l'utérus. — A une époque avancée, la réduction même possible ne fait point éviter l'avortement qui peut avoir lieu par suite de la manœuvre ou après le rétablissement complet de l'organe dans sa rectitude normale. Plusieurs des moyens dont je vais parler ont d'ailleurs pour effet inévitable de le déterminer. Heureux encore si on parvient à l'obtenir et si une péritonite mortelle n'enlève pas auparavant la malade (observation de Hunter, Boivin et Dugès). Lors même que l'avortement a eu lieu, le danger n'est pas toujours dissipé et la mort peut avoir lieu comme on le voit dans une observation de Smellie. — Ces considérations justifient le parallèle que j'établissais au début de cet article entre l'anté et la rétroversion; dans cette dernière, la rétention d'urine et la constipation deviennent bientôt des circonstances aggravantes de la maladie, augmentant le déplacement et tendant sans cesse à abaisser le fond de l'utérus. La gêne de ces fonctions amène les résultats que j'ai énumérés. Dans l'antéversion au contraire ces causes agissent dans un sens favorable. Ainsi la vessie distendue tend sans cesse à refouler en arrière le corps de l'organe qui se porte en avant et les matières accumulées dans le gros intestin pressant de haut en bas sur la partie postérieure du col agissent dans le même sens.

TRAITEMENT.

Le traitement de l'antéversion est complétement nul : tentatives de réduction, si le déplacement occasionnait quelques légers accidents ; ceinture hypogastrique pour maintenir les parois abdominales et prévenir l'obliquité antérieure. — Il n'en est pas de même pour la rétroversion qui présente, au contraire, des indications importantes et urgentes à remplir ; ces indications sont mécaniques comme le déplacement lui-même : replacer la matrice dans sa position naturelle et l'y maintenir.

La réduction présente peu de difficultés lorsque le déplacement est récent et la matrice peu volumineuse ; mais elle en offre de très-grandes et quelquefois d'insurmontables lorsque la matrice est très-grosse, étroitement enclavée et comme étranglée au niveau du bassin. Les accidents qui proviennent de la version et certaines complications deviennent aussi à leur tour sujets d'indications, indications pressantes et nécessitant des secours qui préparent ou facilitent la réduction et sans l'accomplissement desquelles on ne pourrait en certains cas l'obtenir.

La première indication : remettre l'utérus en place, n'est pas toujours, ai-je dit, très-difficile. Baudelocque la termina sur-le-champ chez la première femme qui lui offrit un cas de rétroversion. La nature suffit aussi quelquefois seule à la produire lorsqu'on a diminué quelques-uns des obstacles qui s'y opposent. Pour obtenir ce mode heureux de terminaison, il s'agit de vider la vessie dont la distension entretient le déplacement ; pour ce, repousser avec le doigt le col de l'utérus en haut et en arrière, puis obtenir l'évacuation de l'urine d'après le procédé de Baudelocque, la pratique de Boër d'Outrepont ; mais le plus souvent, l'introduction de la sonde est nécessaire, quelquefois même elle présente des difficultés. Le tiraillement du méat urinaire en haut et en arrière, l'aplatissement de l'urètre sont autant d'obstacles qu'on a essayé d'éluder en se servant d'une sonde plate qui paraît en effet préférable à la sonde cylindrique ordinaire, pourvu qu'elle soit assez large pour bien étendre les parois du canal, d'une sonde en gomme élastique qui pourrait se prêter à toutes les courbures, ou bien d'une sonde d'homme dont on tourne la courbure en arrière de manière que le pavillon regarde vers l'anus. Le cathétérisme et l'évacuation de l'urine sont pour les auteurs anglais, en raison de l'importance qu'ils attachent à ce symptôme regardé toujours par eux comme cause puissante, la seule et véritable indication. D'après Burns, la vessie doit être vidée trois ou quatre fois par jour, et c'est souvent tout ce qu'il est nécessaire de faire (1). En agissant ainsi, ajoute cet auteur, on trouve souvent que la matrice reprend sa place dans l'espace de quelque temps, quelquefois au bout de quarante-huit heures, et le déplacement dure rarement plus d'une semaine, à moins qu'il n'ait été très-complet. Du reste, le temps précis qu'il faut pour que la matrice remonte sera déterminé, toutes choses égales d'ailleurs, par le degré de la rétroversion et l'attention qu'on apportera à vider la vessie. — Fidèle à ces principes, Ramsbotham et Morris publient dans le *Medical Times* (1853) deux cas de rétablissement spontané de l'utérus rétroversé, l'un après sept jours, l'autre après un mois. — Le cathétérisme avait été cependant aidé de la position et de quelques légers laxatifs.

Il n'est pas douteux que quand la vessie est vidée, les parties se trouvant plus à l'aise, le repos et une situation convenable ne suffisent quelquefois, pour permettre à l'utérus de reprendre sa position ordinaire ; mais il ne faudrait pas conclure d'un certain nombre de réductions qui se sont opérées spontanément qu'on peut, après avoir vidé la

(1) Burns, *Histoire des accouchements. Maladies des femmes et des enfants*, p. 187.

vessie, abandonner la guérison à la nature sous prétexte
que l'irritation qui résulte des tentatives de réduction
n'est pas sans danger pour le produit de la conception. Les
funestes effets d'un déplacement prolongé sont trop communs, si on les oppose surtout aux avantages que les mères
et leurs fruits ont retirés d'une réduction même tardive,
mais péniblement obtenue (Baudelocque), pour que la conduite à tenir en pareil cas puisse être un seul instant douteuse.

Le cathétérisme, d'ailleurs, n'est pas toujours chose facile, mais avec de la patience et du temps, des manœuvres faites avec intelligence et persévérance, il est assez
rare que cette opération soit impossible. Tout en ob-
servant les plus grandes précautions pour l'exploration de
la cavité vésicale, il faudra essayer de sonder la femme dans
diverses positions avec des instruments de forme différente,
et si toute tentative reste infructueuse, comprimer lentement la vessie, faire, pour ainsi dire, uriner la malade par
regorgement avant d'en arriver aux moyens extrêmes proposés par Lynn et Dussaussois et fortement conseillés par
Sabatier qui en fait un précepte formel toutes les fois que
le cathétérisme est impossible.

Il convient aussi de procurer la sortie des matières fécales ; mais le fond de la matrice rétroversé comprime tellement le rectum que l'on ne peut quelquefois faire arriver
aucune injection dans l'intestin. L'administration du lavement nécessitera d'ailleurs dans tous les cas quelques précautions : des matières dures peuvent être accumulées au-
dessus du fond de l'organe déplacé, et alors, la partie supérieure du rectum étant comprimée, l'injection faite avec
la canule ordinaire ne pourra pas pénétrer assez haut pour
entraîner les fèces accumulées dans le côlon descendant. Il
faut alors se servir d'une longue sonde en gomme élastique
que l'on fait pénétrer de sept à huit pouces. Cette simple
précaution a souvent suffi pour débarrasser l'intestin des

matières qui n'avaient pu être entraînées par un lavement ordinaire, et la réduction spontanée en être la conséquence. (Cazeaux.) Même avec cette canule, les lavements n'ont quelquefois aucun résultat, les purgatifs alors ne sont pas sans efficacité, et c'est souvent à la combinaison de ces deux moyens : purgatifs et cathétérisme que la guérison peut être rapportée. (Sibergundi.)

La saignée, les antispasmodiques, les émollients, les bains seront encore d'un puissant secours lors même qu'on se propose de réduire mécaniquement le viscère, vicieusement incliné. — Outre qu'ils peuvent faire espérer d'obtenir quelquefois une réduction aisée et presque spontanée, ils ont pu permettre souvent de tenter d'obtenir une réduction réputée impossible. Ce ne fut qu'après dix jours d'expectation et de l'emploi de ces moyens auxiliaires que Baudelocque tenta et obtint la réduction... L'étude des indications de ces divers moyens est, on peut le dire, très-utile pour le patricien, et, sans partager l'engouement de Dewees pour la saignée qu'il porte au moment d'opérer jusqu'à la syncope, je crois pouvoir établir que l'emploi raisonné et indiqué d'un de ces moyens peut faire obtenir d'excellents résultats.

Après avoir préalablement combattu les accidents causés par le déplacement, vidé la vessie et le rectum, rempli les indications précédentes, il s'agit de s'occuper de la réduction de la matrice ; pour arriver à ce but, plusieurs procédés ont été conseillés. Mais d'abord quelques mots relatifs à la position. — Plusieurs auteurs conseillent de faire placer la femme sur les genoux et les coudes pour diminuer la pression que les muscles et les viscères exercent sur l'utérus. M. Moreau et avant lui Baudelocque et Boyer avaient remarqué combien cette position est gênante ; et le premier de ces auteurs, frappé de la difficulté que les femmes éprouvent à supporter la douleur produite par la compression de l'utérus lors des premières tentatives de

réduction, douleur qu'il compare à la compression du tes-
ticule, recommande de la placer sur le dos, comme pour
l'opération de la hernie. — Certainement dans cette dernière
position la réduction sera souvent tentée avec avantage,
mais on sera souvent obligé, dans les cas de rétroversion
ancienne et complète, d'adopter la position des anciens auteurs, et de mettre la malade dans une situation telle que le
poids des intestins porte sur la partie supérieure du ventre.
Quoique très-gênante, cette position me paraît bien plus convenable que celle à laquelle M. Godefroy (1) rapporte trois
cas de réussite, cas auxquels il vient d'en ajouter un quatrième dans la *Gazette médicale* de cette année (mars 1857).
La malade est placée à plat ventre sur le bord de son lit, de
façon à ce qu'ayant la tête en bas, et posant les mains sur
le plancher, elle n'ait que les cuisses et les jambes sur le lit.
Admettant que cette position pût réussir dans des rétroversions modérées ou qu'elle puisse, comme le veut son auteur, faciliter énormément les tentatives de réduction, soit
par le vagin, soit par le rectum, j'en reviendrai toujours de
préférence aux premières et ne reconnais pas à cette dernière, malgré les succès obtenus, assez d'avantages pour y
condamner la malade.

Réduction par le vagin. — La femme convenablement
placée, et après lui avoir fait la recommandation de ne
point faire d'efforts pendant les tentatives de réduction,
on introduit deux doigts dans le vagin, on refoule avec
force, mais lentement, le corps de l'utérus, soit directement
en haut, soit de côté; puis avec l'autre main on cherche à
accrocher le col avec le doigt indicateur pour le ramener
en bas. Cette dernière précaution n'est pas très-importante,
d'abord parce que son action est assez limitée; secondement parce que les deux mains ainsi rapprochées se gênent
mutuellement dans leurs évolutions. Il faut seulement ten-

____

(1) *Journal des connaissances médico-chirurgicales*, août 1846.

ter de refouler, de remonter le fond de l'utérus, et dans les cas de rétroversion légère, on a pu obtenir de nombreux succès. Si la réduction est plus difficile, on pourrait, comme l'a conseillé Baudelocque, se servir d'un pessaire pour agrandir le champ d'action des doigts (1), ou bien d'une double algalie portée dans l'urètre et jusque dans la vessie (Bellanger, Lallemand), pour agir comme un levier sur le museau de tanche qu'on déprime en même temps qu'on élève le fond de l'utérus.

Partant de ce principe, qu'à l'aide d'une vessie on pourrait remplir le bassin, et élever ainsi jusque dans l'abdomen les organes qu'il contient, M. Halpin, après avoir vidé la vessie et cherché inutilement à réduire l'utérus, plaça une vessie entre le fond de l'utérus et le rectum, l'insuffla avec précaution et réussit à repousser le fond de la matrice (2). Mais à tous ces procédés, avec introduction de corps étrangers, je préférerai, dans le cas où la matrice serait sérieusement enclavée (pour les autres la simple réduction avec les doigts me paraît avantageuse), agir comme l'a fait M. Bleynie, dans un cas où la réduction par les autres moyens avait échoué, employer le levier obstétrical. La femme placée comme pour la version, et l'instrument introduit dans le vagin, ce médecin distingué porta d'abord la cuiller en arrière, ensuite en haut, de manière à longer la concavité du sacrum et à refouler le fond de l'utérus vers l'angle sacro-vertébral. Lorsqu'il présuma, par la profondeur où il était arrivé, que le premier but était atteint, il imprima au levier un mouvement de bascule, tendant à porter le fond de l'utérus au-dessus et en avant du promon-

(1) Ce moyen préconisé bien avant notre époque, malgré de prétendus droits à une priorité fort tardive, a été employé avec succès dans un cas récent par le docteur Chapplain, de Marseille. (*Bull. des travaux de la Soc. de Marseille*, mars 1858.)

(2) *Archives générales de médecine*, septembre 1840, p. 86.

toire. L'utérus fut redressé, le museau de tanche se dirigea directement en bas.

Le même auteur a communiqué à l'Académie de médecine un procédé déjà employé par Nægele et Lhomeyer, mais auquel je me rallierai bien volontiers, parce qu'il se rapproche énormément de celui qui me paraît le plus simple et parce qu'il est quelquefois certainement plus avantageux et plus sûr (1). La femme placée sur les genoux et sur les coudes, debout derrière elle, le chirurgien introduit la main entière dans le vagin, la face dorsale tournée vers la concavité du sacrum ; alors avec les trois doigts : indicateur, médius et annulaire, il refoule jusqu'au-dessus du promontoire le fond de l'utérus qu'il a soin de pousser en avant vers le pubis. La femme est ensuite couchée sur le ventre avec recommandation de ne faire aucun effort pour uriner ou aller à la selle. Plus douloureux et plus pénible pour la femme, ce procédé serait celui que j'emploierais après avoir constaté l'inutilité d'une simple réduction, comme bien préférable, dans certains cas, à ceux que je vais continuer d'énumérer.

A tous ces procédés il faut encore joindre le suivant, employé avec avantage par le professeur Négrier (1). La femme placée comme pour l'application du forceps, la main tout entière est introduite dans le vagin, puis après qu'elle a franchi le sphincter vulvaire, fermée exactement et tournée complétement en supination, de manière que la face dorsale des deuxième et troisième phalanges des quatre doigts et le bord radial du pouce répondent à la face postérieure de l'utérus renversé.

Les avantages de cette réduction à *poing fermé* seraient d'abord de n'exiger qu'un simple mouvement de flexion de l'avant-bras sur le bras ; secondement, de ne point s'expo-

(1) *Bulletin de la Société de médecine de la Haute-Vienne,* 1855.
(2) *Gazette médicale de Paris,* 1859.

ser à agir d'une manière trop énergique sur la paroi utérine déjà ramollie, et produire le décollement du placenta, comme dans les cas cités par cet auteur.

C'est un procédé, dans tous les cas, à essayer et qui, quoique, à mon sens, inférieur au précédent, n'emploie que la main, et est bien préférable à ceux qui vont suivre ou à celui employé chez les Arabes. Soulever une femme par les pieds, lui tenir la tête en bas, et dans cette position la secouer vigoureusement; cela peut bien réussir, mais indique un état d'ignorance primitif auquel nous sommes heureux de pouvoir nous soustraire (1).

Réduction par le rectum. — Grégoire recommandait d'introduire deux doigts dans le rectum pour refouler le fond de l'utérus de bas en haut et deux autres doigts dans le vagin pour accrocher le col et le ramener en bas. Ce procédé, employé par Hunter et Wals, a été rejeté par quelques auteurs, comme non-seulement douloureux, mais impraticable chez des femmes bien conformées, parce qu'il n'y avait pas l'espace suffisant pour agir convenablement et opérer le redressement de l'organe. Cette objection tombe devant les faits que nous allons citer d'introduction de la main entière dans le rectum et de réduction de l'organe; mais il en est une autre qui a à mes yeux plus d'importance. L'index et le médius de la main gauche dans le vagin, l'index et le médius de la main droite dans le rectum se gênent, s'embarrassent mutuellement à cause des rapports des mains, et quand la matrice est bien déplacée son col n'offre pas assez de longueur et de résistance pour qu'on puisse exercer sur lui au moyen des doigts une grande action. Ces derniers d'ailleurs n'ont pas toujours assez de longueur pour pénétrer, par le rectum, jusque sur le fond de l'utérus rétroversé. A ce procédé, qui ne peut donner que des résultats incomplets, on a sub-

(1) *Gazette médicale de l'Algérie*, 1859.

stitué celui de Dussaussoy qui réduisit un cas de rétroversion en introduisant la main entière dans le rectum où elle
pénétra, dit-il, sans peine (1); Parent, de Beaune (2), est
parvenu au même résultat sans trop de douleurs et sans
qu'il soit besoin de fendre le sphincter de l'anus ou essayer
de le dilater par l'extrait de belladone (Boivin). M. Barrier,
dans une circonstance récente, a employé avec succès ce
même procédé : « La malade convenablement placée et au
moment où l'on se proposait d'agir par le procédé dont
nous allons parler, si la dilatation du sphincter de l'anus
ne pouvait permettre l'introduction des doigts, M. Barrier
introduit successivement ces derniers, puis la main entière dans le rectum, et, après quelques efforts, la tumeur
céda avec une telle violence que le chirurgien crut un instant à la perforation de l'intestin... La malade arrivée à
son quatrième mois de grossesse s'est rétablie en peu de
temps (3).

Mais tous les chirurgiens ne sont pas sans doute doués
d'une main aussi petite que celle de M. Barrier et auront
alors recours au procédé suivant conseillé par Evrat, employé par ce praticien, par M. Moreau et qui, malgré les
descriptions qui en ont été faites dans tous les traités d'accouchement, a été annoncé comme un moyen nouveau à
l'Académie de médecine par le docteur Priou, de Nan-
tes (4). Ce procédé d'ailleurs déjà employé par Martin de
Lyon et Morel, d'après la rectification de M. Gillebert
d'Héricourt, consiste à faire coucher la femme sur le côté
et à prendre une baguette longue de 22 à 27 centimètres
(procédé d'Evrat ; un gorgeret, Priou), garnie à son extrémité d'un tampon de linge enduit d'un corps gras, à
l'introduire dans le rectum pour refouler à travers la

(1) Dussaussoy, *Journal de médecine*, t. XLVII, p. 289.
(2) Parent, de Beaune, *Précis de la Société de médecine de Dijon*, 1853.
(3) *Gazette médicale de Lyon* (1853).
(4) *Académie de médecine*, 1853.

cloison recto-vaginale le fond de l'utérus de bas en haut, tandis qu'avec deux doigts placés dans le vagin, on accroche le col pour le porter en bas et en arrière.

Quoique ce procédé ait pu donner de bons résultats, je préfère la réduction par le vagin, soit avec deux doigts, soit avec la main, et n'y aurai recours qu'après des tentatives infructueuses. Enfin, dans un cas difficile, on pourrait avoir recours au procédé de M. Amussat. La femme placée comme pour l'opération de la taille, introduire un ou deux doigts dans le rectum et repousser doucement le ballon utérin en longeant la cavité du sacrum directement en haut d'abord, puis de droite à gauche et de gauche à droite pour relever toute la surface de l'utérus. Si le doigt ou les deux doigts ne pouvaient atteindre, introduire le pouce dans le vagin pour soulever le périnée afin d'arriver à une plus grande hauteur. Enfin, pour arriver plus haut encore, il reste la ressource de se faire pousser le coude par un aide ou de le soutenir soi-même avec la hanche et le corps. M. Amussat a réussi ainsi deux fois à opérer une réduction qui avait été tentée vainement par plusieurs praticiens.

Quel que soit le procédé employé, le repos complet, le décubitus latéral ou dorsal seront maintenus pendant plusieurs semaines et on aura soin de tenir le ventre libre et de surveiller l'émission des urines. Parent, de Beaune, conseille, pour éviter la récidive, de maintenir une sonde dans la vessie, mais cette précaution est inutile si la femme ne commet aucune imprudence et prend les précautions recommandées.

Si les premières tentatives ne réussissent pas, on en fera de nouvelles avec toute la circonspection que réclame l'état des parties. La crainte de l'avortement, ai-je dit, ne doit point arrêter le praticien en vue des dangers que courent la mère et l'enfant si on n'opère pas la réduction en temps favorable et des circonstances où il a pu ne pas s'opérer, mais ce n'est qu'après avoir épuisé cette série de moyens, avoir constaté que la réduction est impossible, soit à cause d'adhérences, soit à cause de l'incarcération de l'utérus, que l'on pourra recourir aux moyens extrêmes qui ont été proposés.

Dans ces cas extrêmes, abandonner la malade à la nature, comme le veut Merrimann, c'est la vouer à une mort certaine, à moins que des phénomènes inflammatoires ne déterminent l'avortement ou la mort du fœtus et que, l'utérus cessant de s'accroître, l'organe ne se débarrasse plus tard, comme dans l'observation de cet auteur et de M. Guichard, des débris du produit contenu dans son sein. Dans tous les cas, la mort du fœtus et la fausse couche sont inévitables.

Ne vaut-il pas mieux alors la provoquer que de laisser plus longtemps la femme exposée aux dangers qui la menacent et à une mort certaine? Beaucoup de praticiens l'ont pensé ainsi. Hunter, pensant que la réduction de la matrice est nécessaire à la conservation de la femme et instruit par l'expérience qu'on ne pouvait l'espérer dans quelques cas, avait proposé de faire avec un trois-quarts la ponction de l'utérus, il espérait, en évacuant une partie des eaux de l'amnios, toujours abondantes à cette époque relativement au fœtus, diminuer le volume de l'organe et rendre sa réduction plus facile. Approuvée par Baudelocque qui ne voit pas ce qu'on pourrait faire de mieux en pareille circonstance, par Flamant qui propose pour l'exécuter un instrument de son invention, cette méthode a été employée dans ces dernières années par M. Jourel, de Rouen, qui en 1811 ponctionna l'utérus à travers la paroi postérieure du vagin et obtint un succès complet. Mais la grande quantité de liquide évacuée par l'opération, certaines particularités, l'absence complète de fœtus des membranes du placenta ont jeté quelques doutes sur l'efficacité d'une ponction que l'on a supposé avoir été faite dans la vessie (1).

(1) Boyer, *Maladies chirurgicales*, t. **X**.

En 1813, entre les mains de Viricel de Lyon, et antérieu-rement entre celles de Baynham, cité par madame Boivin, cette ponction pratiquée par le rectum donna un véritable succès en calmant les accidents, déterminant l'avortement et conservant la vie de la femme. Le procédé de ces auteurs est celui qui devrait être employé, car le développement de l'utérus se fait dans les premiers mois de la grossesse aux dépens du fond et du corps de cet organe ; les parties par conséquent sur lesquelles porte l'action de l'instrument sont moins denses, moins résistantes, alors que la ponction pratiquée sur le point le plus déclive détermine l'écoule-ment complet des eaux de l'amnios.

A ce procédé, qui quelquefois peut causer la mort de la femme comme dans le cas de Cranninx cité par Moreau à la suite d'une violente inflammation du péritoine, à ce pro-cédé qui devra être tenté comme en dernière ressource, serait certainement substitué avec bien plus d'avantages, s'il était praticable, le conseil de Murray et Carus, de ponctionner les membranes à travers l'orifice utérin. Cette manière de provoquer l'avortement qui serait certainement la plus rationnelle et la moins dangereuse, est malheureu-sement impraticable dans ces cas qui, en raison de la gra-vité du déplacement, offrent des obstacles invincibles à la réduction par les moyens ordinaires.

Le col est en effet inaccessible et quel que soit l'instru-ment qu'on emploie on se flatterait en vain de le faire pé-nétrer dans l'orifice et surtout de lui faire parcourir sans fausse route la longueur du col. On ne peut espérer de réussir de cette manière que dans le cas où les difficultés de la réduction tiendraient non pas au degré extrême de rétroversion mais à des adhérences contractées par le fond de l'utérus.

Quant aux autres moyens proposés, je n'y insisterai pas... Que dire en effet de la proposition de Callisen qui veut qu'on ouvre le ventre et qu'on aille avec les mains redresser l'utérus?

Ponction de la vessie. — Lynn et Dussaussoy, effrayés de la difficulté pour pratiquer le cathétérisme, ont proposé de faire la ponction de la vessie au-dessus du pubis. Sabatier en donne le précepte formel, et Jourel aurait ainsi réussi mais par une autre voie. Il ne faudrait cependant prendre ce parti extrême qu'après avoir épuisé tous les genres d'essais, tant sous le rapport de la forme de l'instrument que de la position de la femme.

Quant à la symphyséotomie proposée par Jahn dans son mémoire sur la rétroversion (1787), par Purcell et M. Martin, de Lyon (1802), avant Gardien qui l'a proposée dans un Mémoire spécial et dans son *Traité d'accouchement*; il est évident que l'idée de cette opération a été suggérée par l'exemple de Hunter qui, n'ayant pu redresser l'utérus pendant la vie n'y parvint après la mort qu'après avoir divisé la symphyse du pubis. Mais cette opération peut-elle être pratiquée dans cette circonstance? je ne le pense point, et ne connais point de cas où elle ait été faite. En supposant d'ailleurs qu'elle fût exempte de dangers ou qu'elle en offrît moins que la simple ponction de l'utérus, ce qui est loin d'être démontré, on n'aurait point encore la certitude de conserver la grossesse, ni même celle de pouvoir le redresser.

Ainsi en résumant ces nombreux modes de traitement : donner une position favorable à la femme, procéder à la réduction par deux doigts introduits dans le vagin ou la main entière ; dans quelques cas exceptionnels, au moyen du levier obstétrical ou par le rectum. Enfin dans les cas extrêmes, ponction de l'utérus et avortement provoqué : les ponctions de la vessie et la symphyséotomie constituant des opérations insolites, et la dernière surtout n'ayant aucune raison d'être conservée.

Examinons actuellement l'influence des déviations pendant les derniers mois de la grossesse.

CHAPITRE II

DES DÉVIATIONS PENDANT LES DERNIERS MOIS

DE LA GROSSESSE ET DE L'ACCOUCHEMENT

L'antéversion, rare pendant les premiers mois de la grossesse ne donnant lieu à aucune considération importante, va devenir le phénomène dominant, l'objet principal de notre attention pendant la seconde période de la grossesse, tandis qu'à son tour la rétroversion va rester dans l'ombre et verra même jusqu'à sa possibilité niée par quelques auteurs... A leur tour aussi, les déviations sur les côtés vont constituer un état pathologique, et, sous le nom d'obliquités, je vais avoir à m'occuper de l'anté et de la rétroversion, des latéro-versions. Au-dessus du détroit supérieur le changement de rapports de l'utérus avec l'axe du bassin a été dénommé sous le nom d'*obliquités :* je lui maintiendrai cette dénomination en décrivant les phénomènes inhérents à l'obliquité antérieure, postérieure, latérale.

Les déviations ou obliquités de la matrice (à cette époque de la grossesse) étaient connues longtemps avant Deventer, quoiqu'on lui en attribue généralement la découverte et qu'on ait pu regarder avec lui cette découverte comme la plus heureuse révolution dans l'art des accouchements. De Graaf, Bartholin, Mauriceau en avaient bien avant lui observé des exemples, mais à cet auteur appartient l'honneur de les avoir signalées d'une manière particulière et surtout d'en avoir exagéré l'importance.

Fréquence. — Sans parler de l'obliquité normale de l'utérus dans l'état de grossesse on trouve que l'obliquité latérale droite est la plus fréquente. Vient ensuite celle en devant ou obliquité antérieure, puis la gauche et enfin la postérieure regardée comme impossible par une foule d'accoucheurs, Baüdelocque, Gardien, Désormeaux, Paul Dubois, Jacquemier, etc., etc., et admise par Deventer, Levret, Merrimann, Dugès, Velpeau, Cazeaux.

Les premiers de ces auteurs pensent que la colonne vertébrale, quelque déformée qu'on la suppose, quelque enfoncement qu'elle présente en avant, les vertèbres lombaires alors arquées à contre-sens de l'état naturel (Levret), ne peuvent jamais former une concavité capable de recevoir l'utérus et lui permettre d'être en obliquité postérieure. Il est vrai qu'on ne possède aucun exemple d'un semblable vice de conformation, on n'en conçoit même pas la possibilité et les cas de concavité antérieure de la colonne lombaire que l'on possède n'étaient que le résultat de l'usure du corps des vertèbres par la carie ou les tubercules. Il est vrai aussi qu'il n'existe pas d'obliquité postérieure si on attache à cette désignation l'idée que le fond de l'utérus est porté en arrière de l'axe du corps et surtout si pour reconnaître cette obliquité on veut qu'elle soit aussi considérable que l'est ordinairement l'obliquité antérieure. Mais si on juge de la déviation de l'utérus, d'après la définition que j'ai donnée de ce mot, il est incontestable que dans quelques cas, au lieu d'être dirigé de haut en bas, et d'avant en arrière, la matrice a son grand axe, dirigé d'arrière en avant et quelquefois même presque parallèlement au plan du détroit supérieur, de sorte que son fond étant couché sur le plan postérieur ou inférieur du ventre, son col est placé au-dessus du pubis, on sera bien obligé d'admettre, comme je le fais, cette disposition en tenant compte de son peu de fréquence.

I. — Étiologie.

1° *Causes générales.* — Deventer attribuait les obliquités de l'utérus à la disposition des ligaments ronds et à leur brièveté. Levret a relevé les erreurs de Deventer, et, par une erreur d'un autre genre, il a placé les causes générales des obliquités dans le lieu d'insertion du placenta qui, selon lui, entraîne toujours ce viscère vers le côté auquel il correspond. Il est bien démontré actuellement et je ne reviendrai pas sur cette assertion que l'obliquité de l'utérus peut avoir lieu quel que soit le point de cet organe vers lequel le placenta est inséré et que cette circonstance n'a nullement sur la direction de l'utérus l'influence qu'on lui a accordée. D'autres ont admis un vice de conformation, ce qui n'est au fond que retarder la difficulté, et il faudrait alors admettre cette anomalie chez toutes les femmes, puisque l'inclinaison anormale de cet organe est une disposition très-commune et qu'il est même rare que chez les femmes qui ont fait des enfants, l'utérus conserve sa rectitude normale.

2° *Causes spéciales.* — Les causes spéciales de ce genre de déplacement sont : l'inclinaison naturelle ou exagérée du détroit supérieur, la convexité plus grande qu'à l'ordinaire de la portion lombaire du rachis, la laxité des parois abdominales. Le fond de la matrice naturellement porté en avant n'est retenu à une époque avancée de la grossesse que par les parois abdominales, pour peu que celles-ci n'offrent pas une grande résistance, comme cela arrive souvent chez les femmes, qui déjà ont eu plusieurs enfants, le déplacement en avant s'effectuera et sera d'autant plusconsidérable que la résistance sera moindre. L'obliquité postérieure, au contraire, doit être attribuée à une très-grande résistance des parois abdominales qui empêche l'utérus de suivre la direction du détroit supérieur (aussi se rencontre-t-elle presque exclusivement chez les primi-

pares); à une déformation de l'utérus, par suite d'une tumeur qui gênerait le développement des parois de l'organe ou le pousserait en arrière ; à une position vicieuse
du fœtus. Quant aux obliquités latérales, il est parfaitement connu que l'utérus en s'élevant au-dessus du détroit
supérieur s'incline toujours vers un des côtés du bassin et
surtout du côté droit; aussi pour mériter le nom d'obliquité faut-il que cette déviation soit portée plus loin que
dans l'état naturel. Cette disposition naturelle de l'utérus
est la cause prédisposante la plus puissante de l'obliquité
latérale, mais il faut pour la produire le concours de quelque autre cause. A part le lieu d'insertion du placenta
dont j'ai déjà parlé, on l'a attribué à l'habitude qu'ont les
femmes de se coucher sur l'un ou l'autre côté; d'autres
ont nié l'influence de cette habitude qu'il faudrait cependant peut-être prendre un peu plus en considération; la
mauvaise conformation du bassin lorsqu'un des os des iles
rentre vers le bassin tandis que l'autre est rejeté en dehors; il semble alors qu'il est impossible que l'utérus ne
devienne pas oblique du côté de l'os des iles dont la crête
ne peut le soutenir. Parmi les causes individuelles, la
brièveté d'un des ligaments larges ou ronds, on regarde
cette brièveté comme l'effet de l'obliquité, mais si cela est
vrai dans quelques cas, le contraire l'est dans le plus grand
nombre, car cette disposition peut parfaitement être naturelle, comme Stoll, Tiedemann, Morgagni, Boivin en ont
cité des exemples. L'obliquité produite par cette cause,
non-seulement se conservera pendant la grossesse, mais
encore sera augmentée par cet état. Une adhérence de l'u-
térus avec les parties voisines, la présence d'une tumeur
dans l'abdomen ou dans l'intérieur du bassin peuvent aussi
produire ce genre d'obliquité, et Moreau l'a observé à la
suite d'une tumeur enkystée, développée dans l'ovaire droit
et qui se trouvait logée en partie dans la cavité abdominale, en partie aussi dans l'excavation pelvienne.

2. — Symptômes.

Dans l'obliquité antérieure, l'utérus peut être non-seulement situé horizontalement au-dessus du pubis, mais encore quelquefois son fond peut descendre au-devant des cuisses jusqu'aux genoux (ventre en besace), suivant que le corps de l'utérus est plus ou moins fortement incliné en avant, le col remonte plus ou moins en arrière, il peut être appliqué au-dessus de l'angle sacro-vertébral et le doigt a la plus grande difficulté à l'atteindre, parfois même l'impossibilité d'y arriver fait croire à une imperforation. Les effets de cette obliquité sont plus ou moins sensibles selon le degré auquel elle est portée ; pendant la grossesse, la protubérance trop considérable du ventre est excessivement incommode et fatigante pour les femmes ; si l'abdomen n'est pas soutenu par un bandage approprié, elle produit des douleurs vives dans les aines, les lombes et le devant des cuisses, un besoin continuel d'uriner ou quelquefois une rétention complète de ce liquide..... Difficultés dès lors aussi du cathétérisme à cause de la courbure extraordinaire de l'urètre, de la pression du méat urinaire ; mais c'est surtout pendant l'accouchement que les effets sont fâcheux quoiqu'il ne soit pas nécessaire de prétendre, comme l'a fait Deventer, qu'elle soit la cause la plus ordinaire des accouchements difficiles et contre nature. Levret avait déjà combattu l'opinion exagérée de cet auteur, et Baudelocque remarque que quand elle n'est que légère et même un peu plus, loin de nuire à l'accouchement, elle le favorise et que ce n'est qu'alors qu'elle est très-grande qu'elle peut lui devenir contraire. Elle mérite quelquefois la plus sérieuse attention, et voici quelques-uns de ses principaux effets : 1° d'abord le plus constant, celui que j'ai le plus souvent observé, consiste à imprimer aux douleurs de l'enfantement le caractère qui leur a fait donner le nom de *douleurs de reins :* douleurs intolérables ou insupportables pour la plupart des femmes; 2° à rendre la dilatation plus longue et plus difficile; 3° à donner au corps du fœtus une direction moins en rapport avec celle de l'axe du bassin; or, par cela même moins favoriser son passage à travers le canal. Elle peut aussi dans quelques cas déterminer la déviation de la tête et amener une présentation vicieuse de la tête, des épaules de l'enfant et rendre l'accouchement difficile, parfois même impossible par les seules forces de la nature.

Tous les accoucheurs ont vu des cas de ce genre, et si je ne craignais d'allonger mon travail, je pourrais citer l'observation de femmes chez lesquelles, grâce à l'obliquité antérieure, non-seulement le travail a été long et bien pénible, mais la tête de l'enfant déviée de sa position normale, inclinée sur le rebord du détroit supérieur du bassin et d'un diagnostic difficile jusqu'à la réduction de l'antéversion et l'engagement de la partie fœtale... Une des plus remarquables observations de ce genre est celle de la nommée C... F... arrivée à terme d'une deuxième grossesse présentant une antéversion très-considérable : le col fortement refoulé en arrière, au bout de deux jours de douleurs vives et pénibles, n'avait éprouvé aucune espèce de dilatation; la tête restait très-élevée au-dessus du détroit supérieur et le diagnostic de la présentation porté en l'absence de tumeur dure, volumineuse, en l'absence de tout signe sensible, avait pu errer sur divers points des parties fœtales. Le col accroché et ramené vers la symphyse des pubis, le diagnostic ne put être nettement établi et la présentation soupçonnée parfaitement reconnue qu'après la réduction complète et l'engagement de la tête dont on put reconnaître une variété pariétale. L'accouchement fut long, mais heureux.

Dans les obliquités très-prononcées, le col de la matrice fortement rejeté en arrière ne recevant qu'imparfaitement l'action de l'utérus ne se dilate en effet qu'avec la plus grande lenteur et reste pendant un certain laps de temps comme à la fin de la grossesse, les bords rapprochés comme s'ils étaient réunis. Dans ce cas, si les membranes se rompent de bonne heure, si l'action des forces expultrices est assez forte, le bassin un peu vaste, la tête du fœtus s'engage dans le détroit supérieur poussant au-devant d'elle la partie antérieure et inférieure du corps de la matrice qui vient quelquefois se montrer à la vulve pendant que son orifice est fortement porté en haut et en arrière. Si le bassin est peu large, cet engagement de la tête n'a pas lieu ; mais la partie de matrice qui le recouvre se trouve alors fortement pressée entre cette partie du fœtus violemment chassée par la contraction et un des points du détroit supérieur. La distension dans le premier cas, la compression dans l'autre, exposent cette partie de l'organe à l'inflammation, la déchirure, la gangrène, si on ne prévient ces effets en corrigeant l'obliquité, en ramenant l'orifice au centre du bassin et l'y maintenant jusqu'à ce que la tête soit complétement engagée. (Observation de Baudelocque.)

L'exploration abdominale fera facilement reconnaître l'obliquité du corps tandis que le doigt introduit dans le vagin trouvera une tumeur lisse et arrondie qui remplit toute la cavité du petit bassin et sur laquelle on ne rencontre aucune ouverture qui représente celle du col de l'utérus. J'ai été quelquefois témoin d'erreurs faites par des élèves, il est vrai, erreurs qui tendaient à faire confondre la tête de l'enfant avec cette tumeur parfaitement lisse et fortement tendue par la partie fœtale, mais d'autres accoucheurs ont été trompés, et ont pu croire que l'orifice utérin n'existait pas ou s'était oblitéré après la conception, et ils se sont vus alors dans la nécessité de pratiquer l'*hystérotomie vaginale* là où il s'agissait de remédier à l'obliquité de l'utérus (fait cité par Lauverjat). Il est facile cependant de se mettre à l'abri de l'erreur en dirigeant le doigt et l'exploration en arrière et en haut vers l'angle sacro-vertébral où on atteindra quelquefois le bord antérieur du col, rarement la lèvre postérieure, en se rappelant que l'absence de l'orifice aurait comporté l'absence de la conception et que l'oblitération de ce dernier ne peut être produite que par quelque accident, quelque violente inflammation dont il serait facile d'avoir quelques commémoratifs. Si la tête n'est pas encore engagée, on ne trouvera pas de tumeur dans l'excavation, mais on aura la même difficulté pour trouver le col. Dans l'un et l'autre cas, les dangers qui peuvent en être la suite doivent faire tenir le praticien en garde contre toute chance d'erreur et contre une intervention précipitée dont l'inutilité est démontrée après l'accouchement par le retour de la matrice vers sa situation naturelle.

Les signes fournis par les symptômes que je viens d'énumérer, par le palper abdominal et le toucher par le vagin permettront d'arriver à ce but. Le toucher seul pratiqué pendant la grossesse pourrait exposer à l'erreur, parce que, comme je le dirai un peu plus loin, le col peut être oblique, le corps conservant sa rectitude naturelle et la position de l'orifice pourrait faire croire à une obliquité qui n'existe réellement pas. L'exploration abdominale sera ici très-utile et servira à contrôler les résultats du toucher ; mais elle aussi, par l'aspect difforme du ventre, le col conservant sa position normale, pourrait faire confondre l'obliquité utérine avec l'antéflexion. Le toucher fera alors reconnaître l'utérus recourbé sur lui-même à la manière d'une cornue. (Levret, Baudelocque.)

Quant aux caractères de l'obliquité postérieure observés deux fois par Merrimann : 1° élévation très-considérable du col de l'utérus fortement porté en haut et en avant au-dessus de la symphyse du pubis ; 2° lenteur de la dilatation du col ; 3° tumeur constituée par une partie du fœtus, probablement l'épaule, poussant au-devant d'elle la partie postérièure et inférieure du corps dont elle était coiffée, fortement engagée dans l'excavation et occupant toute la cavité du petit bassin ; 4° tête située au-dessus de la symphyse des pubis (positions sus-pubiennes de Dugès). D'après M. Velpeau : 1° élévation considérable de la partie qui se présente ; 2° élévation très-marquée du col de l'utérus dont l'orifice tourné directement en avant est situé au-dessus de la symphyse et très-difficilement accessible aux doigts ; 3° enfin tumeur considérable formée par la tête du fœtus située au-devant de la face antérieure de la symphyse. Dans l'observation de Merrimann, nécessité de la perforation du crâne ; le plus souvent cependant, de fortes douleurs, l'énergie de la femme, l'ampleur du bassin aideront à surmonter ces fâcheuses influences. Lors de la rupture des membranes la tête se précipite quelquefois dans l'excavation, mais quelquefois aussi la déviation du fœtus et de la partie qu'il présente augmentent de plus en plus et nécessitent la version.

Quant aux signes de l'obliquité latérale, par le toucher et l'exploration abdominale : présence du fond de l'utérus vers un des côtés de l'abdomen, de celle de l'orifice vers les bords du détroit supérieur du côté opposé, mêmes effets que l'obliquité antérieure ; lenteur du travail, difficulté de la dilatation influant sur la présentation, la position du fœtus, effets quelquefois d'ailleurs fort inoffensifs, mais toujours bien moins marqués que dans l'antéversion.

TRAITEMENT.

« Dans l'immense majorité des cas, l'obliquité de la matrice, quelle que soit sa variété, ne présente aucune indication spéciale. » Ces paroles de M. Cazeaux sont confirmées par l'observation journalière, et sauf un peu de lenteur dans le travail, l'obliquité à moins d'être extrême n'est jamais une cause sérieuse de dystocie. Le mérite de l'accoucheur est de savoir attendre, et, après avoir donné à la femme une position convenable, de laisser à la nature le soin de corriger la déviation. Pendant les premières douleurs pour l'obliquité antérieure, il faut faire coucher la femme sur un plan horizontal et, s'il est possible, de manière à ce que la partie supérieure de l'abdomen soit moins élevée que le bassin. Dans cette position, le poids des intestins les entraîne vers le diaphragme, ils quittent la place qu'ils occupaient pendant la grossesse derrière l'utérus, et cet organe, entraîné par son propre poids et devenu plus mobile, s'éloignera du détroit supérieur et prendra une direction plus favorable à l'accouchement. Son fond, n'éprouvant point d'obstacles, se portera alors vers la colonne vertébrale.

Cette position, malgré les craintes de Deventer et de Levret, suffit parfaitement pour corriger l'obliquité et nous sommes tous les jours témoins de ces heureux effets. Elle est dans tous les cas bien préférable à celle que conseillent quelques auteurs sur les genoux et les coudes, la tête basse dans l'espoir que le paquet intestinal entraîné par la pesanteur vers la voûte du diaphragme, la matrice entraînée par son propre poids reprendra sa position naturelle. Celle que je conseille est bien préférable, tout aussi avantageuse, et pourra au moins être supportée par la femme en travail. Quant à l'obliquité postérieure, il faudrait au contraire faire tenir la femme assise ou debout s'il est possible, même un peu inclinée en avant. Enfin pour les obliquités latérales, il suffit le plus ordinairement dès le début du travail d'obliger la femme à se tenir couchée du côté opposé à celui vers lequel le fond de l'organe s'est porté, son poids l'entraîne et déplace les intestins qui pourraient le soutenir.

Si la position seule ne suffit pas, on essaiera dans l'obliquité antérieure de repousser en arrière et en haut le fond de l'utérus, avec la main appliquée sur l'abdomen ou avec une serviette dont le milieu sera placé sur la partie inférieure de cette cavité, et les deux bouts tirés en haut par des aides, en recommandant à la femme de ne point faire valoir ses douleurs jusqu'à ce qu'on ait remédié au déplacement. Même procédé pour les obliquités latérales dans lesquelles de douces pressions exercées méthodiquement sur l'utérus peuvent contribuer à favoriser la réduction.

Quand par exception et dans les obliquités extrêmes, ces moyens ne réussissaient pas, j'avais l'habitude, comme le conseille Baudelocque, avec deux doigts ou la main entière introduite dans le vagin de repousser au-dessus du détroit supérieur la tête de l'enfant et avec l'extrémité des doigts d'aller chercher le bord antérieur de l'orifice et le ramener en avant. Cette manœuvre faite dans l'intervalle des douleurs avec douceur et persévérance réussissait d'autant mieux que le travail était moins avancé, les parties fœtales moins engagées. Une pression méthodique exercée avec l'autre main sur le fond de l'utérus facilitait alors la réduction malgré les doutes de M. Velpeau, et enfin l'orifice ramené vers le centre du bassin, je cherchais à l'y maintenir en tenant toujours accrochée la lèvre antérieure et facilitant la dilatation jusqu'à ce que cette dernière fût complète et ce résultat obtenu en rompant la poche des eaux.

Mais si la tête du fœtus est tellement engagée dans l'excavation qu'on ne puisse la repousser, qu'il soit par conséquent impossible de changer la situation de l'utérus et qu'on doive s'attendre à voir le segment inférieur de l'utérus violemment poussé au-devant de la tête tomber en gangrène ou se déchirer ; dans ces cas, à l'exemple de Lauverjat, Martin, Gautier, et autres, faire sur la tumeur une incision oblique d'avant en arrière assez étendue pour que la tête puisse la traverser sans en déchirer les bords et confier ensuite l'expulsion du fœtus aux efforts de la nature ou en faire l'extraction avec le forceps, suivant l'état de la mère, après avoir préalablement tenté la version si elle est possible.

Même procédé pour l'obliquité latérale, ramener le col avec la main, et si adhérences, opération césarienne vaginale. Pour la postérieure, repousser la tête au centre de l'excavation par l'hypogastre ; si elle fait saillie au-dessus et en avant du pubis, quelquefois opérer la version ; quant aux positions inclinées du fœtus qui sont une conséquence de ces obliquités, la nature seule suffit à les redresser dans la plupart des cas, dans d'autres l'introduction des doigts ou du forceps en fait justice.

Je ne me suis occupé que du traitement des obliquités pendant le travail ; ai-je besoin d'ajouter que l'obliquité reconnue pendant la grossesse sera combattue par la position, la ceinture hypogastrique, etc. ?

CHAPITRE III

DES FLEXIONS, PENDANT LA GROSSESSE

ET L'ACCOUCHEMENT.

L'anté et la rétroflexion de l'utérus pendant la grossesse peuvent être observées soit dans les premiers mois de la gestation, soit au moment du travail.

Voici un premier exemple pendant la grossesse : Madame M., âgée de 33 ans, habituellement constipée, fit dans les premiers mois de la grossesse une chute en montant un escalier très-raide. Pendant cinq ou six semaines, pesanteur sur le pubis, miction fréquente et douloureuse, mais sans obstacle à la défécation. Je l'examinai pour la première fois à la fin du deuxième mois ; le col était dans sa position normale, mais le fond fortement incliné constituait une tumeur solide et arrondie, placée entre la vessie et la partie antérieure du vagin ; quand le doigt pressait sur l'angle d'inflexion, la malade souffrait. Je cherchai à opérer la réduction en refoulant avec le doigt le fond de la matrice pendant que l'index de la main droite attirait le col en bas et en avant, mais sans succès. Au sixième mois le mari constata que l'antéflexion avait complétement disparu, et elle accoucha sans difficulté. (Ashwell, cité par Cazeaux.)

Je fus appelé, au printemps de 1825, par M. Majesté près d'une jeune femme dont le travail n'avançait pas depuis plusieurs heures quoique les douleurs fussent très-vives. La matrice courbée en forme de cornue était tellement

disposée qu'à chaque contraction sa face postérieure deve-
nait complétement horizontale. Je fis comprendre à la malade que ses efforts étaient non-seulement inutiles, mais
encore qu'ils suffisaient pour empêcher l'accouchement de
se déterminer : elle fut docile aux conseils que je lui donnai
et résista de toutes ses forces aux sensations qui l'exci-
taient à pousser. La matrice ne tarda pas à se relever d'elle-
même pendant la contraction, la tête s'engagea promptement et l'expulsion du fœtus s'effectua deux heures après.
(Velpeau.)

Les deux observations que je viens de citer me dispen-
sent d'entrer dans de longs détails sur l'existence des flexions soit en avant, soit en arrière, soit de côté, quoique je
ne trouve point d'exemples détaillés de cette dernière et
que M. Velpeau se contente seulement de les signaler.
« J'ai trouvé l'orifice tourné de telle sorte en arrière ou de
« côté que son plan était presque parallèle au corps de la
« femme, quoique le reste de l'utérus fût à peine dévié. »

Mentionnées par Levret et Baudelocque les flexions
n'offrent au point de vue de la symptomatologie et des indications aucune différence avec les versions, mais les
versions modérées et faciles à réduire (1). Leurs symptômes
sont loin d'offrir la gravité de la rétroversion pendant la
grossesse, et cette dernière quelquefois, mais rarement, in-
terrompue dans son cours, redresse le plus souvent l'utérus
(Boivin et Dugès) et fait cesser toute déviation.

A la dernière période de la gestation, les flexions peuvent cependant présenter les diverses formes que j'ai signalées dans l'état de vacuité ; tantôt le corps, infléchi sur
le col, tantôt le col sur le corps, tantôt l'un à la rencontre
de l'autre, tantôt enfin l'utérus dans sa position normale,

______

(1) Je n'ai pas besoin d'ajouter qu'elles accompagnent souvent ces déplacements, et le docteur Périgaud a publié un cas remarquable de rétroflexion compliquant une rétroversion. (*Bulletin de la Société de médecine
de Poitiers*, 1858.)

le col inséré latéralement et formant un crochet plus ou
moins aigu qui rend la recherche de son orifice extrême-
ment difficile. Possibles seulement pendant le troisième
mois de la grossesse à une époque où le col conserve toute
sa longueur, les flexions, selon Dubois, ne sauraient être
admises à une époque plus avancée, et il lui paraît difficile
de concevoir que le col puisse se courber ainsi lorsqu'il est
dilaté, confondu avec l'ovoïde que forme l'utérus distendu,
et qu'il est occupé par la tête du fœtus. Le fait que j'ai cité,
l'opinion de Baudelocque basée sur ce qu'il a quelquefois
trouvé l'orifice du col exactement appliqué contre les os
pubis chez des femmes dont la matrice était tellement inclinée en avant que le ventre en forme de besace avait besoin d'être soutenu par un suspensoir, ou bien encore ce
même orifice regardant le côté droit, quoique l'obliquité
fût très-grande de ce côté, doivent faire admettre l'existence
de ces déviations et ajouter peu de confiance aux caractères qu'Hennemann voulait attribuer à la position de l'o-
rifice pour le diagnostic des obliquités.

Coïncidant dans les cas de Baudelocque avec l'obliquité,
la déviation du col a pu être considérée comme une variété de cette obliquité, mais elle peut exister seule et il
suffit de tirer une ligne droite mais perpendiculaire à l'u-
térus, vers la fin de la grossesse, du milieu de son fond à
sa partie inférieure pour trouver derrière elle et même à
une assez grande distance l'orifice utérin. Cette situation
postérieure et les diverses obliquités du col sur le corps
ont été successivement rapportées à la résistance des parois abdominales qui, fermes et tendues comme chez les
primipares, peuvent s'opposer à toute obliquité du corps ;
à la résistance du périnée ; à des adhérences du museau de
tanche, des brides qui le retiennent au centre ou sur un
des points du vagin ; à un excès d'amplitude du bassin, la
grande inclinaison du détroit supérieur ; la présentation de
l'occiput (Velpeau) ; la saillie du promontoire (Parent) ; la

longueur exagérée du col (Witzech); mais malgré tous ces
motifs les éléments nous manquent pour la solution de
cette question, et, sauf des modifications particulières encore à découvrir, je crois qu'on peut dire avec M. Dubois
que la flexion du col dépend d'autres causes qui nous sont
encore inconnues. »

La recherche seule de l'orifice pourrait induire en erreur
dans le diagnostic des obliquités, et le praticien devra toujours tenir compte des autres signes que j'ai signalés. Les
accidents produits consistant en une lenteur particulière de
la marche de l'accouchement, une distension dans la paroi
antérieure et inférieure du col par la tête du fœtus qui
peut en occasionner la rupture, le pronostic sera le même
que celui des obliquités et les indications absolument les
mêmes.

Deventer, Baudelocque et autres ont conseillé d'accrocher l'orifice avec le doigt, de l'abaisser vers le centre du
bassin dans l'intervalle des douleurs et de l'y maintenir
pendant les contractions, ou bien de pratiquer l'hystérotomie vaginale. M. Velpeau pense, avec Smellie, que la nature peut se suffire à elle-même et qu'il faut seulement
tâcher de ralentir les contractions. La présentation du
fœtus, la durée du travail, l'état du col, décideront l'accoucheur à choisir un des deux procédés qui donnent l'un et
l'autre de très-heureux résultats.

CONCLUSIONS

Enfin et comme résumé de nos études médico-chirurgicales sur les déviations utérines :

1° Les déviations de l'utérus peuvent exister à l'état de vacuité et à l'état de grossesse. Leur importance reconnue dans ce dernier cas a été méconnue ou exagérée dans le premier, et ce n'est qu'après une observation attentive des phénomènes, l'étude complète de l'état général et local qu'on peut arriver à une opinion satisfaisante ;

2° Les versions et les flexions constituent, au point de vue anatomique, étiologique et symptomatologique, deux classes de lésions distinctes, quoique réclamant souvent les mêmes moyens thérapeutiques ;

3° La mobilité et les complications jouent un grand rôle dans l'explication des souffrances et des phénomènes qui accompagnent les déviations à l'état de vacuité. Les rapports de voisinage et les accidents mécaniques servent à rendre compte de la gravité des déviations, soit sous forme de rétroversion pendant les premiers mois de la grossesse, soit sous la forme d'obliquité antérieure pendant les derniers ;

4° Le traitement des déviations de l'utérus ne saurait être complétement mécanique et subordonné à une explication matérielle des faits. Il doit essentiellement reposer sur les bases de l'analyse clinique, l'étude complète des phénomènes locaux et généraux ;

5° L'importance des déviations de l'utérus pendant la grossesse ou l'état de vacuité justifie leur admission dans la pathologie utérine et les développements dans lesquels nous sommes entrés.

FIN.

www.ingramcontent.com/pod-product-compliance
Ingram Content Group UK Ltd.
Pitfield, Milton Keynes, MK11 3LW, UK
UKHW021522090726
13657UKWH00001B/384